Ratgeber Somatoforme Beschwerden und Krankheitsängste

W0011113

Ratgeber zur Reihe Fortschritte der Psychotherapie
Band 11
Ratgeber Somatoforme Beschwerden und Krankheitsängste
von Dr. Elisabeth Rauh und Prof. Dr. Winfried Rief

Herausgeber der Reihe:
Prof. Dr. Dietmar Schulte, Prof. Dr. Klaus Grawe,
Prof. Dr. Kurt Hahlweg, Prof. Dr. Dieter Vaitl

Ratgeber Somatoforme Beschwerden und Krankheitsängste

Informationen für Betroffene
und Angehörige

von Elisabeth Rauh
und Winfried Rief

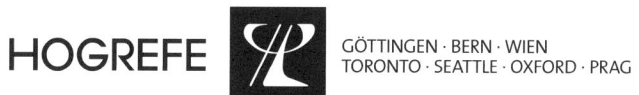

HOGREFE · GÖTTINGEN · BERN · WIEN
TORONTO · SEATTLE · OXFORD · PRAG

Dr. med. Elisabeth Rauh, geb. 1964. 1986-1992 Studium der Medizin in Erlangen, Lübeck. 1992 Promotion. Seit 2003 Ärztliche Leiterin der Psychosomatischen Klinik mit dem Zentrum für Verhaltenstherapeutische Medizin am Klinikum Staffelstein.

Prof. Dr. rer. soc. Winfried Rief, geb. 1959. 1979-1984 Studium der Psychologie in Trier. 1987 Promotion. Anschließend Tätigkeit in verschiedenen Psychiatrischen und Psychosomatischen Kliniken. 1989-2000 Leitender Psychologe in der Klinik Roseneck in Prien am Chiemsee. 1994 Habilitation. 1999 Approbation als Psychologischer Psychotherapeut. Seit 2001 Professor für Klinische Psychologie und Psychotherapie an der Universität Marburg.

Wichtiger Hinweis: Der Verlag hat für die Wiedergabe aller in diesem Buch enthaltenen Informationen (Programme, Verfahren, Mengen, Dosierungen, Applikationen etc.) mit Autoren bzw. Herausgebern große Mühe darauf verwandt, diese Angaben genau entsprechend dem Wissensstand bei Fertigstellung des Werkes abzudrucken. Trotz sorgfältiger Manuskriptherstellung und Korrektur des Satzes können Fehler nicht ganz ausgeschlossen werden. Autoren bzw. Herausgeber und Verlag übernehmen infolgedessen keine Verantwortung und keine daraus folgende oder sonstige Haftung, die auf irgendeine Art aus der Benutzung der in dem Werk enthaltenen Informationen oder Teilen davon entsteht. Geschützte Warennamen (Warenzeichen) werden nicht besonders kenntlich gemacht. Aus dem Fehlen eines solchen Hinweises kann also nicht geschlossen werden, dass es sich um einen freien Warennamen handele.

Bibliografische Information Der Deutschen Bibliothek

Die Deutsche Bibliothek verzeichnet diese Publikation in der Deutschen Nationalbibliografie; detaillierte bibliografische Daten sind im Internet über http://dnb.ddb.de abrufbar.

© 2006 Hogrefe Verlag GmbH & Co. KG
Göttingen · Bern · Wien · Toronto · Seattle · Oxford · Prag
Rohnsweg 25, 37085 Göttingen

http://www.hogrefe.de
Aktuelle Informationen · Weitere Titel zum Thema · Ergänzende Materialien

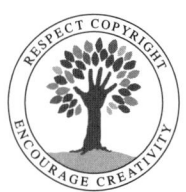
Umschlagabbildung: © Getty Images, München
Satz: Grafik-Design Fischer, 99423 Weimar
Gesamtherstellung: AZ Druck und Datentechnik GmbH, 87437 Kempten
Printed in Germany
Auf säurefreiem Papier gedruckt

ISBN 3-8017-1781-X

Inhaltsverzeichnis

Vorwort

Somatoforme Störungen sind ein häufiges Krankheitsbild, obgleich die Diagnosebegriffe „Somatisierung" bzw. „somatoforme Störungen" eher unbekannt sind. Im Gegensatz dazu ist das Krankheitsbild der Hypochondrie allgemein bekannt, obwohl es weitaus seltener ist.

Als Betroffene von somatoformen Störungen oder hypochondrischen Ängsten möchten wir Sie informieren und beraten, damit Sie
– einen Überblick über Ihre eigene Behandlungssituation gewinnen;
– erkennen, was Beschwerden chronisch werden lässt;
– lernen, wie Sie Ihren Alltag trotz Beschwerden gestalten können.

Im Anhang des Ratgebers finden Sie Arbeitsblätter, die aus der täglichen Arbeit mit Betroffenen entstanden sind. Diese sollen Ihnen die Umsetzung der vorgestellten Bewältigungsstrategien erleichtern.

Angehörige von Betroffenen mit somatoformen Beschwerden oder hypochondrischen Ängsten fühlen sich oft in einer Zwickmühle. Einerseits machen sie sich Sorgen über die fehlende Erklärung für die Beschwerden und das Nicht-Abklingen der Beschwerden, andererseits können die Beschwerden des anderen mit der Zeit die Beziehung strapazieren. Deshalb möchten wir Sie als Angehörige darüber informieren, wie
– Sie den Behandlungsplan Ihrer betroffenen Angehörigen unterstützen
– und wie Sie Verständnis und Geduld bewahren können.

Mit somatoformen Beschwerden zu leben und diese aktiv zu bewältigen ist eine Herausforderung. Aber auch wenn die Ursache der Beschwerden unklar bleibt, so gibt es doch klare, Erfolg versprechende Empfehlungen für den Umgang mit den Beschwerden.

Staffelstein und Marburg, Herbst 2005 *E. Rauh und W. Rief*

1 Somatoforme Störungen – Was ist das?

1.1 Die Beschreibung des Krankheitsbildes

Das Wort „soma" stammt aus dem Griechischen und bedeutet Körper, Leib. Unter somatoformen Beschwerden versteht man demnach schlicht und einfach Beschwerden, die die Form körperlicher Erkrankungen annehmen, sich jedoch *nicht* körperlich nachweisen lassen. Alle körperlichen Beschwerden vom Scheitel bis zur Sohle könnten an sich *somatoform* sein, d. h. es gibt nicht bestimmte somatoforme Beschwerden. Betroffene berichten von Kopfschmerzen, Rückenschmerzen, Bauchkrämpfen oder Unterleibschmerzen; andere von Schwitzen, Herzrasen und Druckgefühl auf der Brust. Es gibt Betroffene, bei denen sich die Beschwerden mehr auf die Gelenke, Beine und Arme beziehen. Andere Betroffene leiden vor allem unter Magen-Darm-Beschwerden wie Übelkeit, Blähungen, Brechreiz, Durchfall und Nahrungsmittelunverträglichkeiten. Manche Betroffene haben Beschwerden mit den Geschlechtsorganen oder Schmerzen beim Wasserlassen, auch ohne Blasenentzündung. Die häufigsten somatoformen Beschwerden sind im folgenden Kasten aufgelistet.

Die häufigsten somatoformen Beschwerden

- Kopf-Gesichtsschmerz
- Bauch-Magenschmerzen
- Übelkeit
- Druckgefühl, Kribbeln, Unruhe im Bauch
- Herzrasen oder Herzstolpern
- Hitzewallungen, Erröten
- Übermäßig schnelles Ein- und Ausatmen
- Rückenschmerzen
- Brustschmerzen
- Völlegefühl, Blähungen
- Brennen in Brust und Magenbereich
- Schweißausbrüche (heiß oder kalt)
- Atemnot (außer bei Anstrengungen)
- Unangenehme Kribbelempfindungen

> **Somatoforme Beschwerden können an allen Stellen des Körpers auftauchen.**

Häufig leiden Betroffene nicht nur an einem Symptom, sondern an mehreren Beschwerden gleichzeitig. Die Beschwerden können wechseln oder hartnäckig sein. Vorübergehende körperliche Beschwerden, für die ein Arzt keinen körperlichen Nachweis findet, sind menschlich bzw. ein alltägliches Phänomen. Man würde diese Beschwerden aber nicht somatoform nennen. Um von einem Krankheitsbild sprechen zu können, muss eine dauerhafte (mindestens 6 Monate lange) vorhandene Beeinträchtigung vorliegen. Dies ist wichtig, um alltägliche Missempfindungen von Krankheiten unterscheiden zu können. Leider berichten viele Betroffenen von einem jahrelangen Verlauf, bevor bei Ihnen die Diagnose „somatoforme" Beschwerden gestellt wird.

> **Somatoforme Beschwerden werden häufig nicht erkannt.**

Ein weiteres Merkmal somatoformer Beschwerden ist, dass sie in unterschiedlichsten Stärken auftreten können. Die landläufige Meinung, dass besonders intensiv erlebte oder stark beeinträchtigende Beschwerden ein sicherer Hinweis auf körperliche Erkrankungen sind, ist falsch. Dieser Punkt ist für viele Menschen besonders schwer vorzustellen.

> **Somatoforme Beschwerden können in jeder Stärke (schwach bis intensiv) auftreten.**

Obwohl also die Beschwerden so intensiv erlebt werden können, finden oftmals sogar mehrere Ärzte keinen körperlichen Befund. Im Idealfall schließt der Arzt durch seine Untersuchungen eine wahrscheinliche körperliche Ursache und eine fassbare Gefahr für Leib und Leben aus. Die Lebensqualität sieht der Arzt zunächst durch die Beschwerden nicht als gefährdet an. Betroffene leiden aber unter dem Verlust von Lebensqualität.

> **Somatoforme Beschwerden bedrohen nicht das Leben, aber die Lebensqualität der Betroffenen.**

Kann der Arzt keine körperlichen Erkrankungen nachweisen, reagieren Betroffene ganz unterschiedlich. Die einen sind erleichtert und zuversichtlich, andere wiederum fühlen sich verunsichert und fragen sich, ob der Arzt nicht vielleicht etwas übersehen hat oder ob er vielleicht nicht der richtige Spezialist ist. Häufig ist der Betroffene sogar überzeugt, dass, wenn man nur lange gründlich genug sucht, eine körperliche Ursache für die Beschwerden zu finden wäre. Sie drängen deshalb auf weitere Untersuchungen und hoffen auf eine für sie überzeugende Erklärung der Beschwerden. Allerdings suchen viele vor allem nach körperlichen Ursachen, während psychosomatische oder seelische Einflüsse eher abgelehnt werden.

> **Viele Betroffene drängen auf weitergehende diagnostische Abklärung ihrer Beschwerden.**

Eine Triebfeder dieser Reaktion können Krankheitsängste sein. Menschen erleben Ängste vor Krankheiten in ganz unterschiedlichen Situationen. Eine alltägliche Situation um Krankheitsängste zu erfahren, kann das Erleben von körperlichen Missempfindungen sein, wie sie z. B. durch Muskelverspannungen oder fehlende Bewegung auftreten können. Wenn in den Medien sehr ausführlich über Krankheiten berichtet wird, die mit ähnlichen Missempfindungen einhergehen, wird der Körper fast automatisch nach diesen Symptomen abgesucht. Bestätigt sich die Beobachtung von Missempfindungen, kann sich zunächst Unbehagen einstellen, was sich bis zu Angstzuständen steigern kann. Diese Ängste – Krankheitsängste – gehen in der Regel vorüber oder sind leicht aus der Welt zu schaffen. Auch Erkrankungen oder Todesfälle im Bekanntenkreis oder innerhalb der Familie können zeitweilig mit erhöhten Krankheitsängsten bei Angehörigen einhergehen. Diese Ängste und Sorgen sind Teil des menschlichen Lebens.

Anders ist es, wenn körperliche Missempfindungen immer als sicherer Hinweis oder Beleg für eine Erkrankung oder eine bevorstehenden Katastrophe interpretiert werden. Dieses Katastrophendenken löst dann wiederum Ängste aus, die sich über eine längere Zeit verdichten und als dauernde Bedrohung empfunden werden. Diese Ängste veranlassen die Betroffenen, ihren Körper durch Abtasten oder in sich Hineinspüren auf Krankheiten zu überprüfen. Die Unsicherheit treibt sie von Arzt zu Arzt, und trotz wiederholter Rückversicherungen der behandelnden Ärzte, dass keine bedrohliche Erkrankung vorliegt, stellt sich für die Betroffenen keine lang anhaltende Beruhigung ein.

> **Krankheitsängste beeinflussen das Krankheitsverhalten.**

Eine andere – leider viel häufigere – Erfahrung Betroffener ist, dass der Arzt nicht deutlich macht, dass eine körperliche Erkrankung nicht nachgewiesen werden kann. Dieser stellt eher eine vermeintliche Diagnose, die die Beschwerden beschreibt wie, z. B. Dorsalgie (= Rückenschmerz) oder chronische Obstipation (= Darmverstopfung). Diese Diagnosen beschreiben zwar die Beschwerden fachsprachlich, erklären jedoch nichts und berücksichtigen auch keine seelischen Einflüsse. Dadurch kann der Betroffene in eine regelrechte organische Sackgasse geraten und die Einleitung einer Psychotherapie verhindert werden. Wenn Ärzte ein Beschwerdebild wie z. B. Rückenschmerzen (= Lumbalgie, Lumbalsyndrom, Lumbago, LWS-Syndrom, Lumboischalgie) vielfältig beschreiben, kann das ein Hinweis auf somatoforme Beschwerden sein.

> **Viele unterschiedliche Diagnosen zu einer Beschwerde können auf somatoforme Beschwerden hinweisen.**

Um Antworten auf offene Fragen zur Diagnose und Behandlungen zu bekommen, verbringen Betroffene von somatoformen Beschwerden viel Zeit bei Ärzten und in Krankenhäusern. Sie nehmen viele medizinische Leistungen – auch mehrmals – in Anspruch: wiederholte diagnostische Untersuchungen, operative Eingriffe, alternative Heilverfahren, Einnahme von Arzneien, Physiotherapien, Osteopathien, Akupunktur, etc. Wenn die Betroffenen sich jedoch ihren „Leidensweg" vor Augen führen, entsteht häufig das Gefühl der Verzweiflung. Experten sprechen von einem Teufelskreis, in den Betroffene nach und nach geraten. Dieses Gefühl kann so stark werden, dass sich Depressionen und Ängste einstellen (siehe auch Abbildung 2 auf Seite 16).

> **Somatoforme Beschwerden können in einen Teufelskreis führen.**

Einige Betroffene und Angehörige erklären sich die Beschwerden mit persönlichem Stress. Tatsächlich kann die körperliche Stressreaktion Beschwerden verschlimmern oder ungünstig beeinflussen, ist aber oftmals nicht die Ursache der Beschwerden. Die Forschung zeigt, dass Stress auf unterschiedliche Art und Weise die somatoformen Beschwerden beeinflussen kann. Betroffene könnten z. B. eine besondere Empfindlichkeit bzw. Veranlagung für körperliche Stressreaktionen haben oder die körperliche Stressreaktionen und Beschwerden könnten sich gegenseitig aufschaukeln.

> Somatoforme Beschwerden sind nicht gleich Stresssymptome. Stress kann jedoch somatoforme Beschwerden beeinflussen.

Des Weiteren können Vorgänge der Aufmerksamkeit bei Betroffenen aus dem Gleichgewicht geraten sein. An sich nimmt der Mensch nicht jede körperliche Veränderung wahr. Tatsächlich werden sogar die meisten Körperempfindungen ausgefiltert, da das Gehirn erkennt, dass sie unbedeutend sind. Das Gehirn hat also einen Filter für nicht-krankhafte Körpersignale. Erst wenn unbekannte, vielleicht sogar gefährliche Körperempfindungen auftreten, werden diese durch ein Schutz- bzw. Warnsystem gemeldet. Alltägliche Veränderung wie Hunger, Müdigkeit und Stress werden zwar gemeldet, aber in der Regel als nicht bedrohlich eingeschätzt. Abweichungen werden auf Bedrohlichkeit überprüft. Ist die Empfindlichkeit dieses Warnsystems jedoch erhöht, kann das für den Betroffenen unangenehme Folgen haben. Mehr körperliche Signale müssen überprüft werden, und es kann selbstverständlich hierbei häufiger zu „Fehlalarm" kommen. Diese ständige unbewusste Aktivierung des Schutzsystems können Betroffene als Belastung empfinden. An welcher Stelle genau die Regulation des Gewöhnungsprozesses beeinträchtigt ist, ist noch unbekannt. Die Forschung vermutet die Ursachen im Nervensystem oder im Hormonhaushalt bzw. in sich gegenseitig aufschaukelnden Mechanismen. Eine häufige Folge ist jedoch, dass Betroffene ihren Körper genau beobachten, da sie verunsichert sind. Dieses genaue Beobachten (Experten nennen es Aufmerksamkeitsfokussierung) verhindert jedoch, dass der Filter für nicht-krankhafte Körpersignale nicht funktioniert und deshalb noch häufiger Fehlalarm ausgelöst wird.

> Bei somatoformen Beschwerden kann die Wahrnehmung von inneren körperlichen Signalen erhöht sein.

Menschen beschäftigen sich schon lange mit den Ursachen von somatoformen Beschwerden. Diese lassen sich bis in die ägyptische und griechische Medizin der Antike zurückverfolgen. Ohne auf diese zwar spannenden, aber aus heutiger Sicht überholten Vorstellungen einzugehen, ist es wichtig, dass die Vielzahl der Symptome auch zu einer Vielzahl von Beschreibungen geführt hat. In den letzten Jahrzehnten kam es zu einer Einigung der Bezeichnung auf *somatoforme* Krankheitsbilder.

Umgangssprachlich kursieren allerdings noch ältere Bezeichnungen, die auf somatoforme Beschwerden hinweisen können. Außerdem existieren auch einzelne, gegebenenfalls mit somatoformen Störungen verwandte Krankheitsbezeichnungen (siehe Tabelle 1 und 2).

Tabelle 1: Frühere Bezeichnungen somatoformer Störungen

Funktionelle Beschwerden	Beschwerden ohne körperlichen Befund.
Psychovegetatives Syndrom/ Labilität	Beschwerden, die die Stimmung und das Nervensystem betreffen, wie z. B. Verdauung, Schwitzen.
Somatisierte oder larvierte Depression	Niedergeschlagenheit, Schlafstörungen in Verbindung mit Klagen über körperliche Beschwerden ohne Befund.
Vegetative Dystonie	Störung des Spannungszustands von Gefäßen und Muskeln.

Tabelle 2: Einzelne, ggf. mit somatoformen Störungen verwandte Krankheitsbezeichnungen

Fibromyalgie	In der Rheumatologie verwendeter Begriff; Rheumaähnliche Beschwerden, ohne dass die entsprechende körperliche Grunderkrankung nachweisbar ist.
Reizdarm (Colon irritabile), Reizmagen	Unklare Bauchbeschwerden, oftmals mit Stuhlgangsveränderungen.
Hyperventilation	Atembeschwerden, häufig durch zu schnelles Atmen verursacht.
Chronic Fatigue Syndrom	Unklare dauerhafte Erschöpfungszustände.
Multiple chemical sensitivity Syndrom; Umweltsyndrome	Körperliche Beschwerden als vermutete Folge giftiger Umwelteinflüsse.

> Der Oberbegriff *somatoforme Störungen* fasst verschiedene Beschwerden zusammen.

Abbildung 1 soll Ihnen die Vielfalt der Störungen veranschaulichen, die sich unter dem Oberbegriff verbergen können.

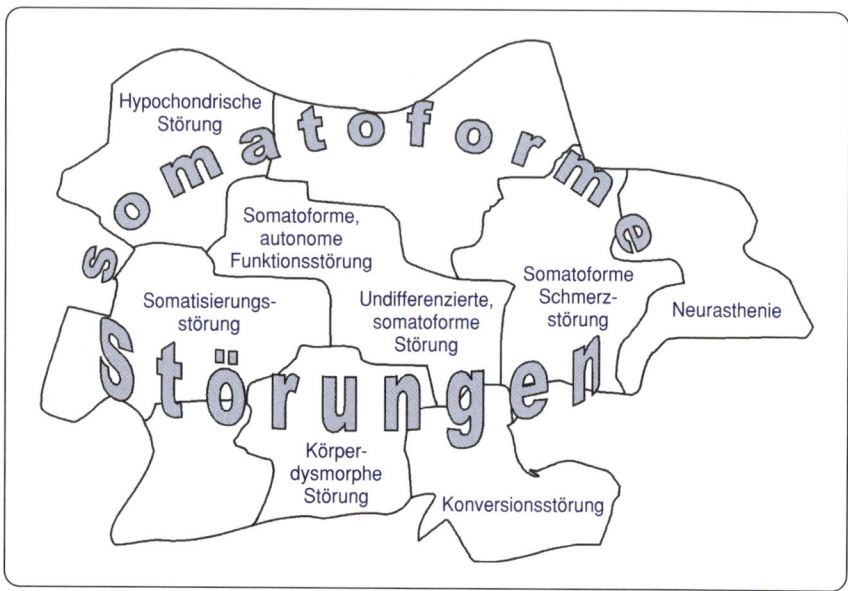

Abbildung 1: „Landkarte Somatoforme Störungen"

1.2 Woran erkennt man somatoforme Störungen?

Somatoforme Beschwerden erkennt man nicht am Symptom wie z. B. Röteln, sondern am Umgang mit dem Symptom. Beschwerden sind also nur eine Einstiegsmöglichkeit in das Problem. Betroffene gehen zum Arzt mit der Vorstellung, dass dieser die Beschwerden erklären und deswegen auch behandeln und heilen kann. Aber diese Hoffnung wird oftmals enttäuscht. Die ärztliche Behandlung scheint nicht auszureichen, die Diagnosenstellungen sind unbefriedigend. Und das obwohl sowohl Patient als auch Arzt ihr Bestes geben. Die Situation dreht sich offensichtlich im Kreis. Der

Hauptlösungsversuch ist die Suche nach der Ursache oder Nachweisen für eine bestimmte körperliche Krankheit, die aber nicht gefunden wird. Manche Betroffene haben sogar den Eindruck, dass sie selbst ihre Beschwerden beweisen müssen. Diese Suche kann sich für die Betroffenen zu einer Odyssee mit vielen offenen Fragen entwickeln. Der Alltag wird immer mehr von den Beschwerden, Arztbesuchen, medizinischen Untersuchungen und vergeblichen Behandlungsversuchen bestimmt.

Merkmale, die häufig bei Personen mit somatoformen Beschwerden auftreten:

– Drängen auf weitere diagnostische Abklärung.
– Häufige Arztbesuche, häufiger Wechsel von Ärzten.
– Durchführen aufwändiger diagnostischer Untersuchungen, wie z. B. wiederholte Endoskopien, radiologische Untersuchungen.

Paradoxerweise stellt sich keine Erleichterung ein, wenn wiederholte Untersuchungen keine bedrohliche Erkrankung finden. Ein Misstrauen in die ärztliche Behandlung entsteht. Der Umstand, dass die Beschwerden nicht körperlich nachweisbar sind, ist für viele unerträglich, umso mehr, als man ihnen die Erkrankung nicht ansieht. Betroffene hören, wie „erholt", wie „blühend" sie aussehen, während sie sich völlig „fertig" fühlen. Dieses Gefühl der Beeinträchtigung führt zu langen Krankschreibungen, die Kontakte zu Kollegen und zum Freundeskreis werden immer schlechter. Es kann im Extremfall zu Frühberentungen kommen.

Weiteres Merkmal:

– Beeinträchtigung am Arbeitsplatz und in der Freizeit.

Beschwerden lindernde Maßnahmen zeigen keinen nachhaltigen Effekt. Wie einzelne Mosaiksteine ergänzen Gefühle von Verzweiflung, Hilflosigkeit, Ausgeliefertsein das Bild des seelischen Leidens. Dazu kommt der erlebte Verlust der körperlichen Belastbarkeit, der beruflichen Aufgaben und der Teilnahme am gesellschaftlichen Leben. Das Risiko, dass dadurch seelische Erkrankungen wie Depressionen und Angsterkrankungen auftreten, ist erhöht. Das heißt die körperlichen Beschwerden wirken sich stark auf die Gefühle der Betroffenen, auf ihr Körpererleben, auf ihre Wahrnehmung und auf ihr Handeln aus.

Weiteres Merkmal:

– Seelische Auswirkungen treten auf.

Abbildung 2 veranschaulicht den Teufelskreis, in den die Betroffenen nach und nach geraten können.

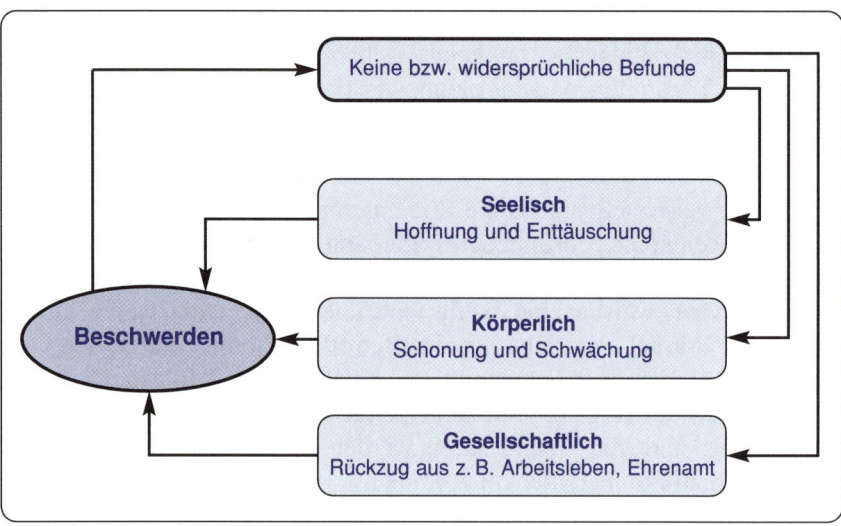

Abbildung 2: Teufelskreis

Fallbeispiel

Elke leidet seit etwa 5 Jahren an Beschwerden in den Armen. Die rechte Hand ist besonders betroffen. An dieser Stelle erlebt sie unangenehme Kribbelempfindungen und das Gefühl einer Muskelschwäche, ja sogar Lähmung. Weiterhin leidet sie an Rückenschmerzen, an Kopf- und Gesichtsschmerzen, an Flecken und Farbveränderungen der Haut. Zunächst sucht sie den Hausarzt auf, dieser überweist sie nach einer hausärztlichen Untersuchung zur Abklärung der Beschwerden zum Neurologen. Alle diagnostischen Möglichkeiten wie z. B. Messungen der elektrischen Muskel- und Nervenleitgeschwindigkeit, Abklärung des Gefäßstatus, Kernspintomografie der Halswirbelsäule, Kernspintomografie des Schädels zum Ausschluss eines Tumors, Untersuchung des Blutes auf Stoffwechselerkrankungen und rheumatische Erkrankungen werden gemacht. Jedoch finden die Ärzte keine Erklärung bzw. keinen hinreichenden körperlichen Befund ihrer Beschwerden.

Die Angehörigen machen sich Sorgen und suchen nach Informationen im Internet, man hört sich um, ob man nicht von ähnlichen Fällen hört. Einige Freunde aus dem Bekanntenkreis berichten von ihren guten Erfahrungen mit einem Heilpraktiker, mit Akupunktur, mit Chiropraktikern. Medikamente werden zur Linderung eingesetzt. Eine kostspielige Ernährungsumstellung und mehrere Eigenbluttherapien bringen keine Linderung. Elke scheut keine Kosten und Mühen, einen vermeintlichen Experten zu finden, der ihr helfen kann, auch wenn es bedeutet, hunderte von Kilometern zu fahren. Ein Chirurg findet sich, der sich durch eine Operation eine Besserung der Beschwerden verspricht. Nach der Operation stellt sich keine Besserung der Beschwerden ein. Elke ist nun verunsichert und fragt sich, ob die Operation nicht ein Fehler war. Fünf weitere stationäre Behandlungen folgen. Während der Aufenthalte im Krankenhaus wird hauptsächlich Diagnostik betrieben, krankengymnastische Anwendungen und physikalische Behandlungen. Die Diagnosen sind widersprüchlich und vielfältig. In ihren gesammelten Arztbriefen liest Elke mehr als 10 unterschiedliche Diagnosen.

Eine Bekannte der Familie empfiehlt eine psychologische Behandlung. Elke ist empört. Sie fühlt sich nicht verstanden. Sie hat ihr Leben bislang immer erfolgreich gemeistert. Sie arbeitet als Briefträgerin, ihre Ehe und Familie ist ohne außergewöhnliche Krisen. Sie hat das Gefühl, man unterstelle ihr, dass sie etwas verkehrt mache oder selbst schuld an ihren Beschwerden sei. Früher war sie durch ihre Arbeit als Briefträgerin gerne unter Menschen, jetzt ist sie schon lange krankgeschrieben, traut sich immer weniger zu, hat Zweifel, ob sie jemals wieder arbeiten kann. Sie überlegt, einen Antrag auf Frühberentung zu stellen. Sie zieht sich zurück und mag auch private Einladungen nicht mehr annehmen. Da sie bei Begrüßungen ihren rechten Arm schont und mit der linken Hand die Gastgeber begrüßt, wird sie häufig auf ihre Beschwerden angesprochen. Dies wird ihr mit der Zeit immer peinlicher, da sie keine Ursache nennen kann. Auf der anderen Seite ziehen sich aber auch Bekannte zurück, da sie Elkes Jammern nicht mehr hören wollen.

Was ist in diesem Fallbeispiel typisch für somatoforme Beschwerden?
- Auch wenn ein Symptom im Vordergrund steht, liegen insgesamt mehrere Beschwerden vor (hier: 7 Symptome, nämlich Beschwerden in den Armen, unangenehme Kribbelempfindungen, Muskelschwäche- bis Lähmung, Rückenschmerzen, Kopf- und Gesichtsschmerzen, Flecken und Hautveränderungen) und der Verlauf ist fortschreitend.
- Elke glaubt, dass nur körperliche Befunde solche Beschwerden erklären können.
- Häufige Arztbesuche, wiederholte diagnostische Eingriffe zeigen keinen nachhaltigen Erfolg.
- Elke ist massiv beeinträchtigt und eingeschränkt sowohl im Arbeits- als auch im Freizeitbereich.

Woran Sie somatoforme Beschwerden erkennen können, vermittelt Ihnen das Arbeitsblatt 1 (vgl. Anhang, Seite 52).

1.3 Wer hat somatoforme Störungen?

Somatoforme Beschwerden gibt es in allen Kulturen, wobei jede Kultur eigene typische Beschwerdearten zeigt. In Afrika und Südasien klagen Betroffene z. B. über Brennen in den Händen und Füßen oder über das Gefühl als ob Ameisen unter der Haut krabbeln, in Indien sind Bauchschmerzen die häufigsten Symptome, während in „westlichen" Ländern am häufigsten Schmerzsymptome (v. a. Kopf- und Rückenschmerzen) berichtet werden.

Körperliche Beschwerden, die sich organisch nicht nachweisen lassen, zählen in den westlichen Industrienationen zu den häufigsten Anlässen eines Arztbesuches. Mindestens 20 % aller Arztbesuche gehen auf solche Beschwerden zurück. Untersuchungen belegen, dass 80 % der Bevölkerung mindestens einmal pro Woche körperliche Beschwerden erleben, die nicht auf eine körperliche Erkrankung zurückzuführen sind. Bei welchen Menschen sich daraus somatoforme Beschwerden entwickeln, kann die Wissenschaft noch nicht abschließend erklären. Aktuell erklärt man sich die Entstehung einer somatoformen Störung als ein Zusammenwirken von biologischen, seelischen und gesellschaftlichen Faktoren.

> Ursachen somatoformer Beschwerden liegen in einem Wechselspiel von biologischen, seelischen und gesellschaftlichen Faktoren.

Vererbungsprozesse können einen wichtigen biologischen Faktor darstellen. Untersuchungen zeigen, dass bei etwa 15 % von Frauen mit somatoformen Beschwerden eine weibliche Verwandte ersten Grades auch an somatoformen Beschwerden leidet. Untersuchungen an Zwillingen ergaben ebenfalls Hinweise, dass Vererbung eine Rolle spielt. Allerdings scheint Vererbung bisher zwar nachweisbare, aber geringe Effekte zu haben. Weitere biologische Faktoren wie Störungen der Stoffwechselabläufe des Serotonins, einem Botenstoff im Nervensystem, und des körpereigenen Cortisols, einem Stresshormon, werden diskutiert.

Aber auch Lernerfahrungen in der Familie können einen Risikofaktor zur Entwicklung von somatoformen Beschwerden darstellen. Innerhalb der Familie können Betroffene lernen, wie man mit Beschwerden umgeht oder welche Bedeutung Beschwerden in der Lebensgestaltung einnehmen. Eine angeschlagene körperliche Gesundheit des Vaters, eine langwierige Erkrankung von Geschwistern oder eine seelisch bekümmerte Mutter sind Erfahrungen, die sich bei Betroffenen gehäuft nachweisen lassen. Eine noch größere Rolle scheinen dabei Lebensereignisse zu spielen, die seelische Erschütterungen oder Schocks auslösen können. Betroffene berichten von einer deutlich höheren Rate an Gewalt- und sexuellen Missbrauchserlebnissen.

Es gibt auch bestimmte Persönlichkeitszüge, die die Entwicklung einer somatoformen Erkrankung wahrscheinlich machen. So wurde belegt, dass eine allgemeine Ängstlichkeit und die Neigung zur Selbstbeobachtung das Erleben körperlicher Beschwerden stark beeinflussen und die Entwicklung somatoformer Beschwerden tatsächlich fördern.

Zusammenfassend gilt, dass die verschiedenen Faktoren wie Vererbung, außergewöhnliche Lebenserfahrungen oder persönliche Faktoren wie Puzzleteile zu sehen sind, die in der persönlichen Gesamtschau erst ein Bild von der Entwicklungsgeschichte der somatoformen Beschwerden geben.

Frauen sind doppelt so häufig betroffen wie Männer. Mit steigendem Alter nimmt die Häufigkeit zu, wobei erste Symptome meist schon in der Jugend auftreten. Würde man einen „typischen" Betroffenen in die „Sprechstunde" einladen wollen, würde man an eine etwa fünfzigjährige alleinstehende Frau denken. Prominente Betroffene oder Filmfiguren sind nicht bekannt. Das mag darin liegen, dass die meisten Betroffenen ihre Beschwerden gar nicht als somatoform einschätzen. Die Fülle der Symptome verhindert letztendlich auch die Identifikation mit dem Krankheitsbild. Betroffene sprechen mehr von dem Symptom, welches im Vordergrund steht, wie z. B. Unterbauchbeschwerden und nicht von dem Oberbegriff somatoforme Beschwerden.

Auch Prominente mit Krankheitsängsten/hypochondrischen Ängsten sind bekannt, wie z. B. Karl Valentin, Immanuel Kant, Woody Allen und Harald Schmidt.

1.4 Wie entwickeln sich somatoforme Störungen und Krankheitsängste weiter?

Der Beginn somatoformer Beschwerden kann bereits in der Kindheit, Jugendzeit oder im frühen Erwachsenenalter liegen. Bei nur etwa einem Drittel der Betroffenen vergehen die Beschwerden von alleine oder durch eine rein medizinische Behandlung. Die meisten Betroffenen berichten von einer langen Krankheitsgeschichte, in deren Verlauf die Beschwerden gewechselt haben oder weitere Beschwerden hinzugekommen sind.

Ebenso wie z. B. ein Diabetiker wissen muss, dass sein Ernährungsverhalten den Krankheitsverlauf bestimmt, können Personen mit somatoformen Störungen Regeln lernen, die zu einer besseren Bewältigung beitragen.

Allerdings ist der Verlauf nicht naturgegeben vorbestimmt, sondern es sind Verhaltensweisen der Betroffenen, die den Krankheitsverlauf mitgestalten. Deshalb ist es wichtig zu wissen, welches Verhalten sich ungünstig auf die

Beschwerden auswirkt oder sogar zu deren Verfestigung führt. Ungünstige Verhaltensweisen von Betroffenen sind z. B. ein ständiges in sich Hineinhören und die ständige Beobachtung körperlicher Missempfindungen.

Ungünstiges/Schädliches Verhalten:

– Ständiges Achten auf körperliche Missempfindungen.

Die Folge davon ist, dass körperliche Missempfindungen schon als Krankheit gesehen werden oder Missempfindungen als Verlust der Gesundheit gelten. Betroffene halten sich nur für gesund, wenn sie keinerlei Missempfindungen erleben. Experten sprechen von einem eingeengten Gesundheitsbegriff. Dies ist jedoch irreal. Körperliche Missempfindungen gehören bei allen Menschen zum Leben dazu.

Ungünstige/Schädliche Einstellung:

– Eingeengter Gesundheitsbegriff.

Die Kombination von Selbstbeobachtung und eingeengtem Gesundheitsbegriff kann regelrecht in eine „Teufelsküche" führen oder in den Teufelskreis somatoformer Beschwerden. Arztbesuche und diagnostische Untersuchungen werden benötigt, um wieder Vertrauen in den eigenen Körper zu gewinnen. Es entsteht fast eine Abhängigkeit von der ärztlichen Rückversicherung, dass keine Krankheit vorliegt. Während auch gesunde Menschen immer wieder Krankheitsängste haben, diese jedoch selbst bewältigen können, sind Personen mit somatoformen Störungen in Gefahr, die Fähigkeit zur Selbstberuhigung zu verlernen. Deshalb ist es keine dauerhafte Lösung, wenn der Arzt Sie immer beruhigt: man muss auch die Fähigkeit besitzen, sich selbst bei Krankheitsängsten beruhigen zu können.

Ungünstiges/Schädliches Verhalten:

– Abhängigkeit von der ärztlichen Rückversicherung.

Ebenfalls wie bei anderen Erkrankungen ist es wichtig, dass auch Angehörige ihre Verhaltensweisen überdenken. Gutgemeintes regelmäßiges Fragen nach den Beschwerden „was macht dein Rücken" oder „wie geht es deinem Bauch" lenken die Aufmerksamkeit auch wieder auf die Beschwerde. Ebenso kann gut gemeinte Rücksichtnahme auf den Betroffenen dessen Krankenrolle in den Vordergrund stellen. Natürlich ist es wichtig, individuelle Lösungen zu entwickeln, jedoch ist das Ziel, den Betroffenen in seiner aktiven Lebensgestaltung zu unterstützen und nicht in seinem Krankheitserleben.

Ungünstiges/Schädliches Verhalten von Angehörigen:

– Unterstützung der Krankenrolle und nicht der aktiven Lebensgestaltung.

Der Verlauf der Beschwerden hängt nicht nur vom Verhalten und den Krankheitsängsten der Betroffenen ab, sondern auch vom Verhalten der behandelnden Ärzte. Betroffene können von Behandlern hören „bei Ihnen ist alles in Ordnung …; ich kann nichts finden …, Ihnen fehlt nichts …" Diese wohlgemeinten „guten" Nachrichten können allerdings eine weitere Verunsicherung bewirken, nämlich Gedanken wie „ich bilde mir die Beschwerden doch nicht ein", „manchmal glaube ich schon selbst, dass ich spinne" bis zu „lieber hätte ich Krebs, dann wüsste ich wenigstens …" könnten Texte in einem Drehbuch über die Behandlung von somatoformen Beschwerden sein. Deshalb ist es wichtig in einem gemeinsamen Gespräch mit Ihren Ärzten und Angehörigen, die einzelnen Puzzleteile von Beschwerden, Auswirkungen und weiteren Befürchtungen zu einem Bild zusammenzufügen. Dazu braucht es ein Aufklärungsgespräch über die nächsten therapeutischen Schritte. Wird dieses Gespräch von Betroffenen und den behandelnden Ärzten nicht gemeinsam geführt, entsteht früher oder später eine Unstimmigkeit bezüglich der jeweiligen Ursachenüberzeugung.

Ungünstiges/Schädliches Verhalten von Ärzten:

– Falsche Befundmitteilung „Sie haben nichts".

Betroffene suchen sich anderweitig Rat und Hilfe. Leider kann dieses Auseinanderdriften der Hausarzt-Patienten-Beziehung auch zu kostspieligen alternativen Behandlungsversuchen führen oder zu sinnlosen Operationen mit dem Wunschdenken, dass durch die Anwendung einer neuen Methode die Beschwerden verschwinden. Dieses regelrechte Verhaften an organmedizinischen Lösungen wirkt sich ungünstig auf den Verlauf aus. Gerade das soll aber durch das gemeinsame Gespräch mit dem Arzt verhindert werden.

Zusammenfassend gilt der Verlauf einzelner Beschwerden als nicht vorhersagbar. Erfahrungen zeigen, dass allein auf die Beschwerde zielende medizinische Therapieversuche zu keiner nachhaltigen Besserung führen. Im Gegenteil: bei Betroffenen finden sich im Verlauf der Beschwerden dann zusätzlich häufig Ängste und Depressionen.

> Der natürliche Verlauf der Beschwerden kann langwierig bzw. chronisch sein. Schädliches Verhalten der Beteiligten begünstigt diesen Verlauf.

1.5 Wie wirken somatoforme Beschwerden auf andere?

Somatoforme Beschwerden können auf andere regelrecht mysteriös wirken. Sie belasten nicht nur den Betroffenen, sondern auch sein Umfeld: den Partner, die Familie, Freunde, Kollegen oder Nachbarn – je länger die Beschwerden andauern, umso stärker. Das alltägliche Leben ist durch die Beeinträchtigung, die Arztbesuche und die Enttäuschungen über ergebnislose Untersuchungen und Behandlungsversuche gekennzeichnet. Es fällt schwer zu verstehen, dass ein Mensch so unter seinen Beschwerden leiden kann, obwohl die Ärzte doch nichts finden. Deshalb reagieren Angehörige ganz ähnlich wie die Betroffenen. Sie erhoffen sich vom Arzt eine klare Aussage zu den Beschwerden. Bleibt diese aus, unterstützen sie weitere diagnostische Untersuchungen. Erfahren die Angehörigen aber immer wieder, dass der Arzt nichts finden kann, ist das schwer vorstellbar für sie. Es kann sein, dass sie die Beschwerden für eine Übertreibung halten. Manche glauben sogar, dass sich der Betroffene gehen lässt. Ein gut gemeinter Trost, dass es auch nicht so schlimm sein kann, wenn man nichts findet, belastet die Beziehung noch mehr. Oder Angehörige sehen neidvoll Vorteile, die der Betroffene auf Grund seiner Beschwerden hat. Sorgen wechseln sich ab mit Ärger, Hoffnung mit Resignation.

Somatoforme Beschwerden können Außenstehende verunsichern.

Eine kränkende Unterstellung für Betroffene ist, wenn Außenstehende zu erkennen geben, dass sie die Beschwerden für Einbildung, simuliert oder das Resultat seelischer Probleme halten. Sie glauben ganz einfach, dass es *entweder* körperliche *oder* seelische Probleme gibt. *Körperliche* Beschwerden sind für sie *normal* und *glaubwürdig*. Einen *fehlenden Befund* setzen sie gleich mit *unnormal* und *fragwürdig*. Sie halten sich zwar zurück, aber deuten an, dass der Betroffene wohl „ein Problem" hat. Dieses Problem hat ihrer Meinung nach nicht nur eine seelische, sondern eine *krankhaft* seelische Ursache. Es ist nachvollziehbar, dass Betroffene sich zum „Gestörten" oder „Verrückten" abgestempelt fühlen können.

Eine weitere vereinfachende Annahme ist, dass es für Beschwerden nur *eine* Ursache und nur *eine* Therapie gibt. Tatsächlich aber kennt die Forschung weder eindeutige psychologische Ursachen noch Patentrezepte zur Behandlung von somatoformen Beschwerden. Beschwerden unterliegen ganz verschiedenen Einflüssen. Deshalb ist es wichtig, die persönlichen Einflussfaktoren, d. h. was zu Verbesserungen und was zu Verschlimmerungen beiträgt, herauszufinden.

Somatoforme Beschwerden sind real. Sie unterliegen körperlichen und seelischen Einflüssen.

Das Behandlungsteam somatoformer Beschwerden besteht aus Hausärzten, Fachärzten, Psychotherapeuten und Klinikärzten. Je nach Facharztrichtung bzw. persönlicher Einstellung des Behandlers sind unterschiedliche Reaktionen möglich. Es gibt Ärzte, auf die wirken somatoforme Beschwerden wie eine Herausforderung. Sie möchten mit neuesten diagnostischen Möglichkeiten einen körperlichen Nachweis für die Beschwerden erbringen. Sie reagieren mit verschärfter körperlicher Diagnostik, um die Unklarheiten zu beseitigen. Oder sie schlagen Operationen vor, von denen sie sich Hilfe versprechen. Nach dem ersten Schwung von Diagnostik und Behandlung können aber auch Behandler frustriert und enttäuscht sein; nachdem sich kein Behandlungserfolg einstellt, bremsen solche Behandler oftmals ihr Engagement.

Andere Ärzte wiederum interpretieren die körperlichen Beschwerden sehr schnell als Folge seelischer Probleme. Auf sie wirken diese Beschwerden wie Botschaften, die der Betroffene unbewusst vermitteln will. Sie raten schon in frühen Behandlungsphasen von diagnostischen Untersuchungen ab. Das kann bei Betroffenen Unverständnis und eine Gegenreaktion hervorrufen, so dass sie sich enttäuscht von einem Arzt abwenden und sich hoffnungsvoll dem nächsten Spezialisten zuwenden.

> **Somatoforme Beschwerden können zu einer Bewährungsprobe der Patient-Arzt-Beziehung werden.**

Krankheitsängste bzw. hypochondrische Ängste können von dem Umfeld sogar belächelt werden. Das mag daran liegen, dass hypochondrische Personen nicht selten Hauptpersonen von Theaterstücken sind. Obwohl diese Betroffenen extrem leiden, wird ihre Angst vor Krankheiten häufig humorvoll und unterhaltsam dargestellt. Außenstehende belächeln die Verwirrung, die durch das Symptom entsteht, nicht das Leid bzw. die Ängste des Betroffenen.

Auf Ärzte können Krankheitsängste bei wiederholter Diagnostik wie eine Bagatellerkrankung wirken. Zwar nehmen sie die Ängste wohlmeinend ernst, indem sie eine diagnostische Untersuchung wiederholen, können dabei aber übersehen, dass psychotherapeutische Behandlungsschritte eventuell hilfreicher wären.

Für Psychotherapeuten sind somatoforme Beschwerden zwar auch nicht leicht nachvollziehbar, jedoch sind sie vertraut mit dem Zusammenspiel von körperlichen Beschwerden und psychischem Befinden und der Notwendigkeit, beides bei solchen Erkrankungen zu berücksichtigen.

2 Wie kommt es zur Diagnose „Somatoforme Störungen" und warum gehen die Beschwerden nicht von alleine weg?

Untersuchungen zeigen, dass es ganz häufig vorkommt, dass für Beschwerden keine körperliche Ursache gefunden werden kann. Hat man dann gleich eine somatoforme Störung? Nein, das ist ein ganz normaler Vorgang.

Die Diagnosestellung einer somatoformen Störung erfordert eine Verlaufsbeobachtung von einem halben Jahr. Man könnte auch sagen, dass in einem Diagnosegespräch eine gemeinsame Bestandsaufnahme der Beschwerden und ihrer Auswirkungen vorgenommen wird. Dazu gehört die Erfragung aller Symptome, mögliche körperliche und seelische Risikofaktoren, die Zusammenfassung der diagnostischen Bemühungen, die oftmals zu keiner befriedigenden Ursachenklärung beigetragen haben, sowie die Erfragung, zu welchem Verhalten die ausbleibende Erklärung führte, zu welchen Einschränkungen es kommt und in welchem Bereich (Arbeitsplatz oder Freizeit) die Beeinträchtigungen am deutlichsten festzustellen sind.

Dieses Diagnostikgespräch leitet sozusagen eine neue Behandlungsphase ein. Das bedeutet nicht, dass die Diagnostik abgeschlossen ist, sondern jetzt individuelle Bewältigungsstrategien an Bedeutung gewinnen müssen. Deshalb werden mit dem Arzt für das nächste halbe Jahr feste Termine für eine weitere Verlaufsdiagnostik vereinbart. Parallel dazu wird die nun gezielte Behandlung begonnen.

Dies ist von besonderer Bedeutung, da bislang die Prognose somatoformer Beschwerden als eher unbefriedigend einzuschätzen ist. Die meisten Verlaufsuntersuchungen gehen davon aus, dass es sich um einen hartnäckigen Verlauf handelt, d. h. die Beschwerden neigen unbehandelt zu einer Chronifizierung.

> Nach der Diagnosestellung somatoforme Beschwerden gewinnen Bewältigungsstrategien an Bedeutung.

3 Was kann man gegen somatoforme Störungen unternehmen?

3.1 Kann man selber etwas tun?

Erfreulicherweise gibt es mittlerweile gut untersuchte Behandlungsansätze, wobei sich vor allem psychotherapeutische Behandlungen bewährt haben. Diese Behandlungseinheiten können in Vermittlung von Verhaltensstrategien und Klärung von Lebensthemen eingeteilt werden. Die folgenden Anregungen sollen einen Einblick in Strategien im Umgang mit den Beschwerden geben.

Erweitern Sie ihr Ursachendenken!

> Überprüfen Sie mithilfe des Arbeitsblatts 2 (vgl. Anhang, Seite 57) Ihre Annahmen zu möglichen Ursachen von körperlichen Beschwerden.

Wenn Sie alle Ursachen aufschreiben würden, könnte ein Bild wie in Abbildung 3 entstehen. Die Auswertung des Bildes ergäbe dann, dass
- körperliche Beschwerden sehr unterschiedliche Ursachen haben können,
- mehrere Ursachen gleichzeitig einwirken können,
- körperliche Beschwerden oftmals nicht Anzeichen einer körperlichen bzw. bedrohlichen Erkrankung sind,
- körperliche Beschwerden zu unserem Mensch-Sein gehören.

In Abbildung 3 findet sich Stress als Einflussfaktor auf körperliche Beschwerden. Tatsächlich ist dies die Grundlage der nächsten Bewältigungsstrategie.

Steuern Sie Ihre Stressreaktion!

Die körperliche Stressreaktion stellt dem Körper in schwierigen Situationen möglichst schnell und viel Energie zur Verfügung. Diese Reaktion kann gemessen werden, wie z. B. Pulsschlag, Atmung, Muskelanspannung, Schweiß. Der gestresste Mensch kann dies auch ohne Messung spüren u. a. in Form von Herzrasen, feuchten Händen und Anspannung. Das aber ist keine erworbene Zivilisationserkrankung, sondern eine uralte angeborene

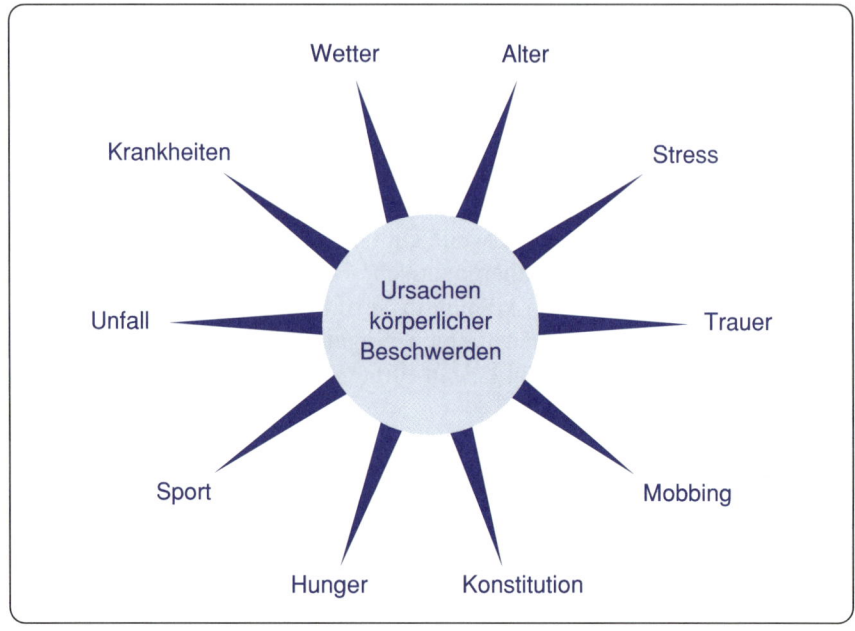

Abbildung 3: Was kann körperliche Beschwerden verursachen?

Reaktion des Menschen. Die Bezeichnung Stress ist allerdings nicht so alt und stammt von dem Mediziner Hans Selye. Sichtbare Gefahren erleichtern uns die Interpretation des Zusammenhangs zwischen Situation und körperlichen Warnsignalen. Das Spannende aber ist, dass nicht nur „unsichtbare", sondern auch uns mehr oder minder bewusste Gefahren oder Belastungen eine Stressreaktion auslösen können, wie z. B. Sorgen, Einsamkeit, Arbeitslosigkeit. Obwohl wir weder kämpfen noch fliehen, stellen sich die genannten körperliche Reaktionen ein. Das vegetative Nervensystem steuert die Reaktion. Es besteht aus zwei Gegenspielern, dem Sympathikus und dem Parasympathikus. Der Sympathikus sendet dem Nervensystem vor allem anregende und anspannende Impulse, während der Parasympathikus entspannende und hemmende Impulse sendet (vgl. Abbildung 4).

Selbst bei unsichtbaren oder unbewussten Auslösern sind diese ablaufenden körperlichen Reaktionen nicht krankhaft, sondern ganz normal und passieren am Tag viele Male. Wenn aber das Gleichgewicht von Ruhe und

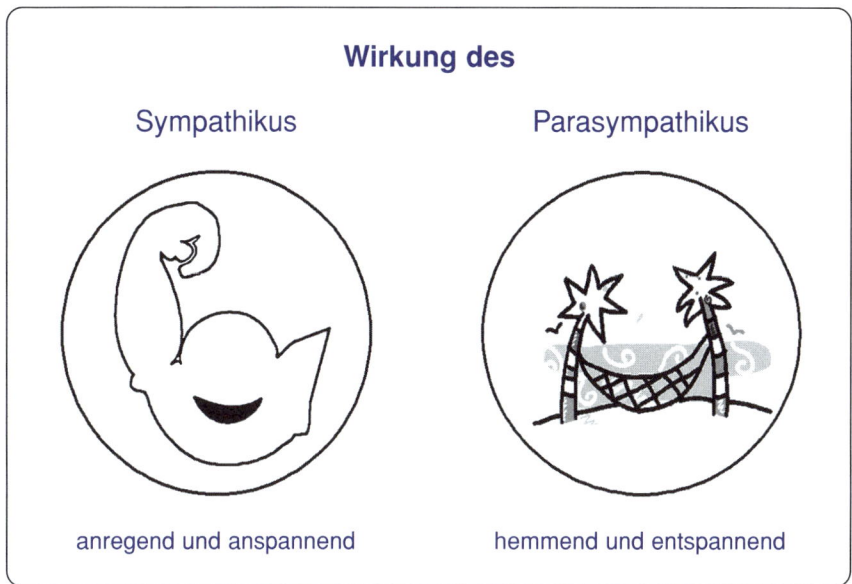

Wirkung des

Sympathikus   Parasympathikus

anregend und anspannend   hemmend und entspannend

Abbildung 4: Die Wirkung des Sympathikus und Parasympathikus

Stressphasen nicht mehr gegeben ist, sondern die Stressreaktionen über-
wiegen, wird dies als sehr unangenehm erlebt. Körperliche Beschwerden
werden verstärkt wahrgenommen und die Geduld und Toleranz im Umgang
mit den Beschwerden nimmt allmählich ab.

Die daraus folgende Bewältigungsstrategie somatoformer Beschwerden
ist, diese übermäßige körperliche Stressreaktion *willentlich* zu unterbre-
chen. Menschen haben in der Regel einen Blick für ihre eigene Stressreaktion.

Machen Sie sich hierzu Notizen auf dem Arbeitsblatt 3 (vgl. Anhang,
Seite 58).

Im nächsten Schritt teilen Sie Ihre Stress auslösenden Faktoren wiederum
in *sofort, demnächst* beeinflussbar und in *nicht* beeinflussbar ein. Sie werden feststellen, dass es einiges gibt, was Sie nicht beeinflussen können.
Das ist kein Grund, die Flinte ins Korn zu werfen. In dem Fall sollten Sie
der körperlichen Stressreaktion mit gezielten Entspannungstechniken be-
gegnen.

Der Gesundheitsmarkt bietet eine Vielzahl von Entspannungstechniken wie z. B. Autogenes Training, Yoga oder Meditation. Eine in ihrer Wirksamkeit wissenschaftlich erprobte Methode der Selbstentspannung ist die so genannte *Progressive Muskelentspannung nach Jacobson.* Diese Technik kommt ohne Hilfsmittel aus, zeigt keine unerwünschten Nebenwirkungen und ist relativ leicht zu erlernen.

> Progressive Muskelentspannung ist wissenschaftlich erprobt.

Edmund Jacobson war ein amerikanischer Forscher, der feststellte, dass sich bei Gefühlen wie Angst, Unruhe, Erregung und Sorgen *automatisch* Teile der Skelettmuskulatur anspannen. In Experimenten stellte er jedoch etwas Überraschendes fest. Eine Verringerung der Muskelanspannung kann umgekehrt Gefühle der Angst und Unruhe reduzieren. Eine entspannte Skelettmuskulatur hat wiederum Entspannungsprozesse im vegetativen Nervensystem und eine geistige Entspannung zur Folge (vgl. Abbildung 5). Dies formulierte er als Wirkprinzip der Progressiven Muskelentspannung.

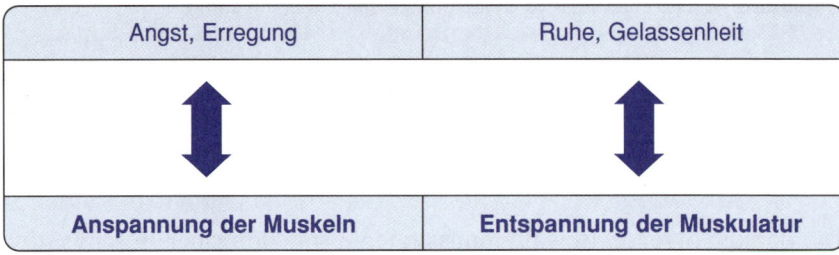

Abbildung 5: Zusammenhang zwischen An-/Entspannung der Skelettmuskulatur und Gefühlen

Um die Skelettmuskulatur gezielt entspannen zu können, spannt man nacheinander verschiedene Muskelgruppen an und lockert sie wieder. Da man diese nacheinander anspannt und loslässt, heißt diese Technik „Progressive Muskelentspannung".

> Progressive Muskelentspannung führt zu einer Entspannung, die sich auf den ganzen Körper positiv auswirkt. Puls, Atmung, Darmtätigkeit werden beeinflusst und ein Gefühl des Wohlbefindens stellt sich ein.

Die Progressive Muskelentspannung nach Jacobson ist z. B. ein Element einer psychotherapeutischen Behandlung. Einen entspannten Zustand zu erreichen, ist gar nicht so einfach, denn viele Betroffene haben bei vorangegangenen Versuchen die Erfahrung gemacht, dass Entspannung ihnen nicht geholfen, sondern sogar die Beschwerden noch verschlechtert hat. Diese Erfahrungen sollten mithilfe des Psychotherapeuten hinterfragt werden. In der Regel können neue hilfreiche Strategien in der Therapie erarbeitet werden.

> Eine Entspannungstechnik zu erlernen ist sinnvoll:
> – Menschen lernen unterschiedlich schnell, sich zu entspannen, aber jeder Mensch kann entspannen.
> – Eine Entspannungsreaktion ist auch ohne Beeinflussung der Stress auslösenden Situation möglich.
> – Vielen Menschen hilft eine Entspannungstechnik im Umgang mit somatoformen Beschwerden.

Gerade bei Menschen, die Schwierigkeiten haben zu entspannen, kann die Arbeit mit einem Biofeedbacktherapeuten hilfreich sein. Biofeedback ist eine wissenschaftlich fundierte Technik der Verhaltenstherapie. Mithilfe von technischen Signalen kann dem Betroffenen ein Feedback (eine Rückmeldung) auf einen Computerbildschirm über körperliche Regulationsvorgänge gegeben werden. Die technischen Signale bilden körperliche Vorgänge ähnlich wie bei einem Ultraschall oder Röntgenbild ab. Ziel einer Biofeedbackbehandlung ist das Erlernen von Selbstkontrolle über körperliche Vorgänge, wie z. B. die Muskelanspannung. Durch die Messung von körperlichen Signalen ist es möglich, verschiedene Körpervorgänge bewusst zu machen, wie z. B. Atmung, Puls, Blutdruck oder Muskelspannung. Der Betroffene sieht oder hört sofort, was der Körper bei Anspannung oder Entspannung tut und kann lernen, diese Vorgänge zu beeinflussen. Ziel der Behandlung ist es, Körpervorgänge willentlich zu kontrollieren und Anspannungsreaktionen zu stoppen.

Neben den gezielten Entspannungstechniken finden sich aber auch im Alltag Möglichkeiten, die sich bewährt haben.

> Entspannung durch Ablenkung und Aktivität.

Entspannende, beruhigende, genussvolle Strategien sind nur eine Möglichkeit, wenn eine körperliche Dauerstressreaktion vorliegt. Ablenkung von Beschwerden kann ebenso gut angestrebt und mit Tätigkeiten kombiniert werden, die die Aufmerksamkeit fordern, wie z. B. Kreuzworträtsel oder Handarbeit (vgl. Abbildung 6). Die Erfahrung zeigt, dass die Lösung von Anspannungszuständen sehr individuell erarbeitet werden muss. Je nach Anspannungsgrad kann die Lösung sein, angenehme Strategien zu steigern oder mehrere Strategien zu kombinieren.

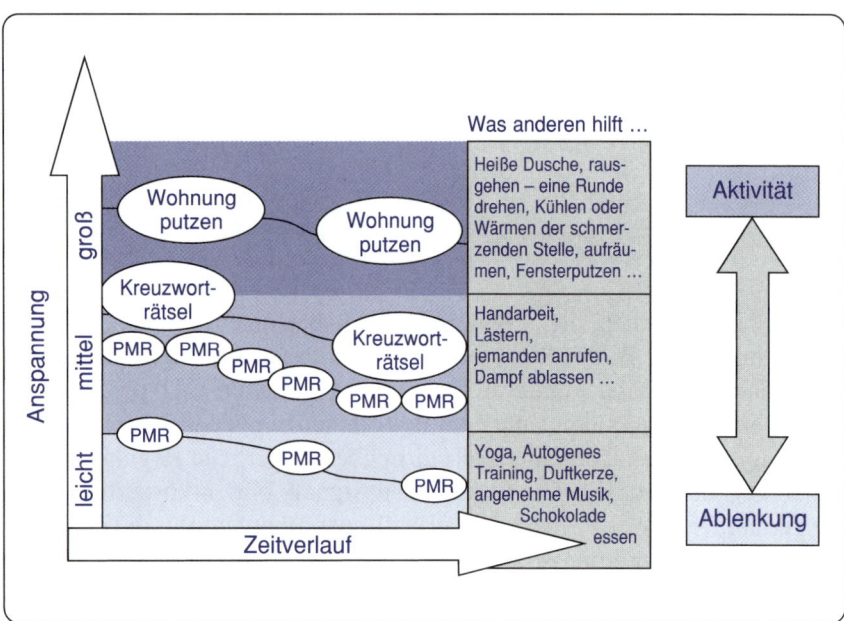

Abbildung 6: Anspannungsreduktionstechniken

Die zwei Seiten der Aufmerksamkeit.

Bei dem bekannten Kinderspiel „ich sehe was, was du nicht siehst" versucht der Mitspieler einen ausgewählten Gegenstand herauszufinden. Dabei leuchtet er den Raum wie mit einem Scheinwerfer ab. Tatsächlich ist die menschliche Aufmerksamkeit wie ein lenkbarer Scheinwerfer, den wir bewusst einsetzen können. „Etwas die Aufmerksamkeit schenken" gibt dem

Gegenstand eine besondere Bedeutung und dieser wird dadurch stärker und intensiver wahrgenommen. Dieses Phänomen hat jedoch zwei Seiten! Denn nicht nur schöne, sondern auch unangenehme Aspekte werden dadurch verstärkt. Bei körperlichen Beschwerden ist die Aufmerksamkeit zunächst automatisch auf das betroffene Körperteil gerichtet. Der Mensch kann seine Aufmerksamkeit auf die Beschwerden richten und deren Dauer, Charakter, Stärke und Verlauf wahrnehmen und für andere nachvollziehbar beschreiben. Dieses Beobachten ist sinnvoll und eine normale Schutzreaktion des Menschen vor einer Verschlechterung. Bei chronischen Beschwerden ist dies jedoch nicht mehr sinnvoll, da man über die aufmerksame Beobachtung von Beschwerden auch die Intensität beeinflusst. Manche werden aus ihrer eigenen Erfahrung umgekehrt bestätigen können, dass sie über Ablenkung intensiv wahrgenommene Beschwerden weniger intensiv erleben. Deshalb ist es wichtig bei somatoformen Beschwerden, die Ablenkungsstrategien nicht dem Zufall zu überlassen, sondern diese gezielt einzusetzen. Gezielt bedeutet, den Scheinwerfer von körperlichen Vorgängen weg auf angenehme Vorgänge in der Umwelt zu lenken. Dies erfordert Übung. Das Lernen dieser Technik macht am meisten Spaß, wenn Sie es mit Genuss verbinden. Eine gute Möglichkeit zum Üben ist eine alltägliche Situation, wie z. B. ein Bad nehmen oder einen Waldspaziergang unternehmen. Nehmen Sie sich dafür Zeit und achten Sie darauf, möglichst alle ihre Sinne einzusetzen, z. B. Augen, Ohren, Geruchs- und Tastsinn. Die kleine Auflistung im folgenden Kasten möchte Sie dabei unterstützen.

Aufmerksames Genießen

- Was sehen Sie? Welche Farben können Sie erkennen? Beachten Sie Hell-Dunkel-Unterschiede.
- Was hören Sie? Achten Sie auf Geräusche oder Klänge?
- Was können Sie riechen?
- Haben Sie den Genuss vorbereitet? Gönnen Sie sich Genuss!
- Wie viel Zeit haben Sie eingeplant? Genuss braucht Zeit!

Ablenkung hilft!

Eine natürliche Reaktion auf Beschwerden ist es, sich körperlich zu schonen, Bewegung zu vermeiden und sich im Extremfall ins Bett zu legen.

Dies macht Sinn bei akuten Beschwerden. Chronische Beschwerden dagegen brauchen keine Schonung, sondern ein Aufbautraining. Ziel ist es, körperliche Funktionen weitgehend zu erhalten oder eine weitere Einschränkung zu stoppen. Ein Beispiel verdeutlicht dies. Nach einem Beinbruch liegt man zunächst im Krankenhaus und schont das Bein; relativ schnell ist aber eine Belastung unter bewegungstherapeutischer Regie angesagt, weil sonst die Gefahr besteht, dass das Bein seine Hauptfunktionen nicht wieder erlangen kann. Eine Versteifung des Beines soll vermieden werden. Bei diesen Übungen kalkuliert man ganz bewusst eine kurzfristige Zunahme der Beschwerden ein. Auch ohne eine äußere Verletzung können körperliche Funktionen bei somatoformen Beschwerden durch passives Schonen verkümmern. Um dieser Gefahr vorzubeugen, ist es wichtig ein Stufenprogramm bzw. Aufbautraining vorzunehmen. Wie auch beim Beinbruch ist es wichtig, eine kurzfristige Zunahme der Beschwerden beim Training einzukalkulieren. Tatsächlich erfordert dies eine Art Disziplin, sich diesen Missempfindungen auszusetzen. Manchmal berichten Betroffene, dass sie erst gar nicht anfangen, da sie sich an die frühere Leistungsfähigkeit erinnern. Dieser sich unwillkürlich einstellende Vergleich zur früheren Leistungsfähigkeit kann ernüchtern und enttäuschen. Dass diese Gefühle auf-

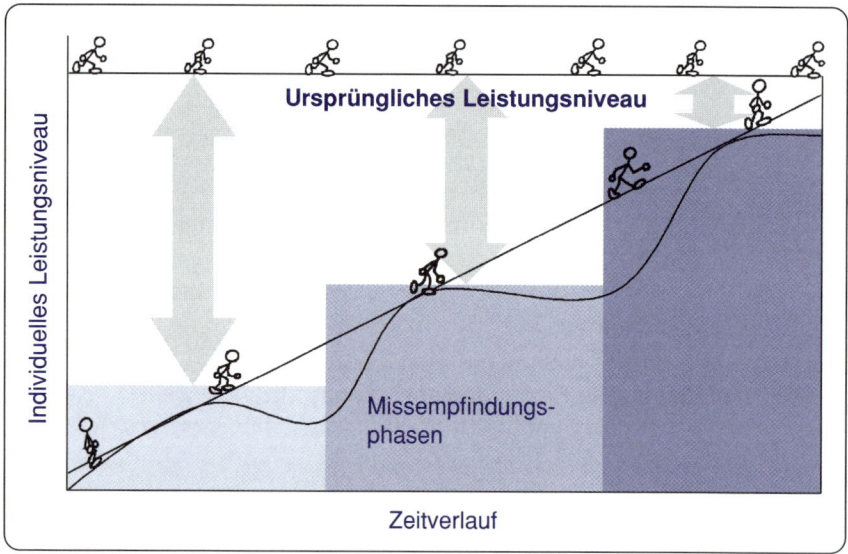

Abbildung 7: Leistung langsam steigern

treten, ist ganz verständlich. Kalkulieren Sie also nicht nur den Muskelkater ein, sondern auch Gefühle wie Trauer oder Frust! Der Vergleich mit früher ist jedoch nicht hilfreich: es geht darum, für heute und für die Zukunft einen besseren Zustand als momentan vorzubereiten.

Einige Tipps zum Aufbautraining:

- Ist es leicht in meinen Alltag einzubauen?
- Gibt es einen Trainingspartner?
- Habe ich noch Fragen an meinen Arzt?
- Habe ich mein Training nach Spaß ausgewählt?

Bewältigung ist Kopfsache!

Umgangssprachlich sagen wir häufig, das ist eine „reine Kopfsache". Tatsächlich wirken sich Gedanken oder Einstellungen auf Beschwerden aus. Je bedrohlicher wir Beschwerden einschätzen, desto geringer ist unsere Fähigkeit sie alleine zu bewältigen. Die Beeinflussung von Beschwerden durch Überprüfung unserer Gedanken ist eine psychologische Technik, die besonders effektiv ist, wenn Sie unter starken Krankheitsängsten leiden. Zwar kann man diese Technik auch ohne komplexes psychologisches Hintergrundwissen anwenden, jedoch stehen hinter Gedanken oftmals Erfahrungen und Erwartungen, die im Alltag hartnäckig auftauchen. Grundlage dieser Technik ist die Annahme, dass Gedanken in engem Zusammenhang mit Gefühlen stehen und Gefühle wiederum mit körperlichen Reaktionen einhergehen.

Gedanken können Gefühle steuern und damit auch körperliche Reaktionen beeinflussen.

In einer Art von hilfreichen Selbstgesprächen können Sie diese Methode anwenden, um letztendlich auch die körperliche Stressreaktionen zu regulieren. Das Beispiel in Tabelle 3 möchte Ihnen verdeutlichen, welche vielfältige Möglichkeiten es gibt, auf bestimmte Situationen zu reagieren und welchen Rattenschwanz der automatische Gedanke mit sich ziehen kann.

Tabelle 3: Beispiele unterschiedlicher gedanklicher Bewertung: Das ABC der Gefühle

Auslösende Situation		Starker Schwindel, Kopfschmerzen beim Aufstehen. Der Arzt hat trotz zahlreicher Untersuchungen keine Ursache finden können.			
Bewertung		Ich werde meine Arbeit nicht schaffen. Wenn ich fehle, werden die Kollegen sauer auf mich sein. Wenn das so weiter geht, dann ...	Erst mal Ruhe bewahren! Ich werde auf Pausen achten. Ich überlege, was dringend ist und ob ich einen Teil abgeben kann.	Ich habe bestimmt einen Hirntumor.	Die Beschwerden wurden abgeklärt. Die Beschwerden sind lästig aber harmlos. Ich bin regelmäßig bei meinem Arzt.
Consequenzen	Gefühl	Angst, Wut	Unbehagen	Panik	Gelassenheit
	Körperliche Reaktion	deutliche, körperliche Reaktion	angemessene körperliche Reaktion	intensive körperliche Reaktion	angemessene körperliche Reaktion
	Verhalten	Termine absagen, sich zurückziehen	Verhalten unbestimmt	Arzt aufsuchen	Entspannungs-CD anhören, Kraft sammeln

Therapeuten, die sich auf diese Bewältigungsstrategie spezialisiert haben, nennt man kognitive Verhaltenstherapeuten. Unter Kognitionen versteht man Gedanken und Einstellungen. Beim Thema Krankheit können Menschen mit ganz unterschiedlichen Gedanken reagieren. Sie können z. B. denken:
- „Ich bin ständig eingeschränkt!"
- „Ich bin wertlos!"
- „Ich schaffe nichts mehr, ich bin nicht mehr leistungsfähig!"

In der Therapie können diese eher belastenden Einstellungen und Gedanken allmählich verändert werden – hin zu hilfreichen Gedanken:
- „Ruhe bewahren, ich bestehe nicht nur aus Beschwerden!"
- „Ich leiste auch mit meinen Beschwerden Einiges!"
- „Es gibt gute und schlechte Tage, heute werde ich meine Grenzen respektieren!"

Man kann nicht sagen, dass es einen richtigen oder falschen Gedanken gibt. Wichtig ist es, verschiedene gedankliche Bewertungen für eine Situation zur Verfügung zu haben. „Wenn man nur einen Hammer als Werkzeug hat, sieht die ganze Welt wie ein Nagel aus". Diesen Fehler begeht man auch, wenn man nur eine Sichtweise oder Erklärung für körperliche Beschwerden hat. Man braucht also viele Gedanken und Sichtweisen. Die Glaubwürdigkeit der Gedanken ist dabei von besonderer Bedeutung, denn das Ziel ist nicht, sich etwas einzureden.

Auch wenn Ihnen diese Technik anfangs künstlich vorkommen mag, probieren Sie es doch mal aus!

Im Anhang finden Sie die Arbeitsblätter 4, 5 und 6 (Seite 59 bis Seite 61), die Ihnen Anregungen zu gedanklichen Bewältigungsstrategien geben.

Aber vergessen Sie nicht: Auch unsere Gedanken sind Gewohnheiten und zum Verändern von Gewohnheiten brauchen wir Geduld!

3.2 Medikamentöse Behandlung der Beschwerden

Bei der Behandlung von somatoformen Beschwerden werden zwei verschiedene medikamentöse Behandlungsansätze praktiziert.

Eine häufige Erfahrung Betroffener ist, dass der Hausarzt bzw. behandelnde Arzt ein Medikament verschreibt, das auf die konkrete Beschwerde abgestimmt ist. Betroffene nehmen viele Medikamente ein, häufig für jede Beschwerde ein eigenes Mittel. Die Erfahrung zeigt, dass diese Medikamente die Beeinträchtigung durch die Beschwerden nicht wesentlich beeinflussen. Im Gegenteil: Passive Erwartungen an die Mittel und Genesungsvorstellungen wie bei körperlichen Erkrankungen werden bei Betroffenen geweckt. Manche Betroffene sehen die Verordnung eines Medikaments als

Bestätigung einer körperlichen Krankheit an. Die Einnahme von vielen Tabletten kann also ablenken von den hier vorgeschlagenen aktiven Lösungsansätzen, die Sie selbst anwenden können, um ein normales Leben mit somatoformen Beschwerden führen zu können. Besprechen Sie mit Ihrem Arzt alle Medikamente, die Sie einnehmen, auch wenn diese von anderen Ärzten verordnet wurden! Machen Sie mit Ihrem Arzt eine Rangliste von wichtigen Medikamenten und den Nutzen, den Sie sich davon versprechen! Ziel dieser Bestandsaufnahme ist, langfristig sinnvolle Medikamente von nur kurzfristig eine Erleichterung versprechenden Medikamenten zu unterscheiden.

Der andere wichtigere medikamentöse Behandlungsansatz zielt mehr auf das Gefühl der Beeinträchtigung und die Auswirkungen der Beschwerden. Auch bei dieser Strategie gibt es leider keine Wundermittel, die die somatoformen Beschwerden beseitigen. Die bisherigen Forschungsergebnisse zeigen jedoch, dass zur Behandlung somatoformer Beschwerden Antidepressiva geeignet sein können. Antidepressiva sind Medikamente, die gegen (= *anti-*) seelische Erkrankungen wie z. B. Depressionen eingesetzt werden. Sie wirken auf den Stoffwechsel im Gehirn. Diese Medikamente machen selbst bei jahrelanger Einnahme *nicht* abhängig. Die depressive Verstimmung kann sich wie ein dunkler Vorhang vor die Beschwerden legen, so dass die Beeinträchtigung durch die Beschwerden noch bedrohlicher erlebt wird. Wenn Ihr Arzt eine medikamentöse Therapie mit Antidepressiva vorschlägt, soll das nicht psychologische Lösungen ersetzen, da die psychologischen Techniken oftmals diejenigen sind, deren Wirkung länger anhält. Wie im Umgang mit den Beschwerden ist es wichtig, auch bei Medikamenten Ruhe und Geduld zu bewahren. Es gibt keine schnellen Lösungen. Ein Drängen auf einen Wechsel des Medikaments oder ein schnelles wieder Absetzen der Medikamente führt in den bekannten Teufelskreis von vergeblichen Lösungsversuchen. Zu Beginn der Erkrankung können auch unerwünschte Wirkungen auftreten. Dies kann Betroffene verunsichern, wenn zu den Beschwerden nun noch neue Beschwerden hinzukommen. Die Nebenwirkungen sind in der Regel aber vorübergehend und verschwinden wieder, wenn der Körper sich auf das Medikament eingestellt hat.

Die Medikamente sind verschreibungspflichtig und müssen deshalb mit Ihrem Arzt besprochen und von ihm verordnet werden.

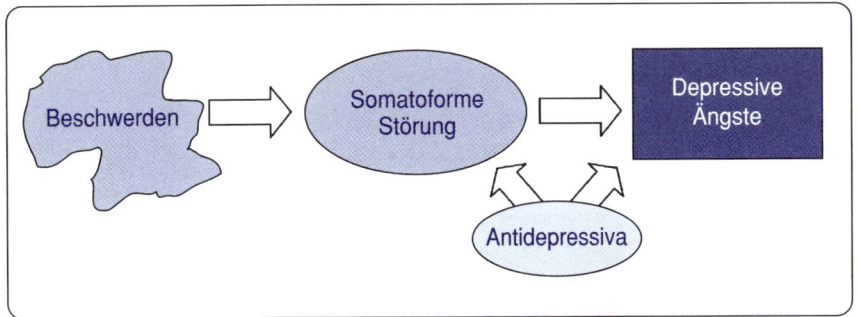

Abbildung 8: Medikamentöse Behandlung

3.3 Selbsthilfegruppen

Selbsthilfegruppen sind große, meist überregional organisierte Zusammenschlüsse chronisch kranker Menschen und ihrer Angehörigen. Ziel der Selbsthilfegruppenarbeit ist es, sich gegenseitig mit Informationen und durch den Erfahrungsaustausch zu unterstützen. Überraschender Weise gibt es keine Selbsthilfegruppen für *somatoforme Beschwerden*. Die Vielfältigkeit somatoformer Beschwerden führte dazu, dass Betroffene ihr Hauptsymptom in den Mittelpunkt stellen, z. B. chronische Müdigkeit, Tinnitus, Fibromyalgie. Andere Selbsthilfegruppen richten den Schwerpunkt mehr auf die seelische Beeinträchtigung oder die Ängste, ohne die vorausgehenden somatoformen Beschwerden entsprechend zu berücksichtigen. Es ist zu hoffen, dass sich die Selbsthilfeangebote für Betroffene und ihre Angehörigen in absehbarer Zeit verbessern.

3.4 Wie sieht die Behandlung aus?

Betroffenen stehen verschiedene Behandlungsexperten in verschiedenen Behandlungsphasen zur Verfügung. Behandlungsphasen sollten ähnlich wie Probezeiten festgelegt werden, um Strategien besser überprüfen zu können. Eine Beobachtungsdauer von etwa sechs Monaten hat sich bewährt (vgl. Abbildung 9).

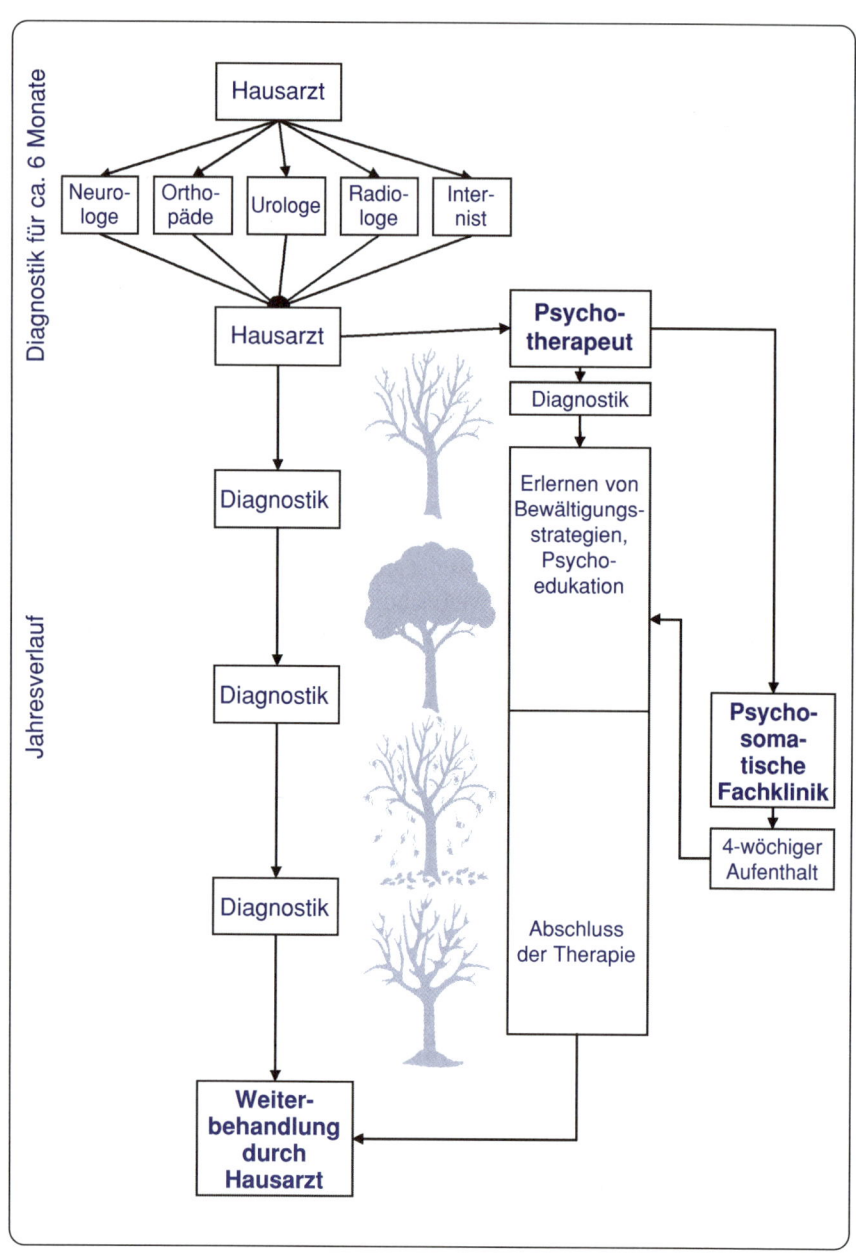

Abbildung 9: Zeitlicher Verlauf der Diagnostik- und Behandlungsphasen

Die erste Anlaufstelle ist in der Regel der Hausarzt. Bei ihm sollten im Idealfall die diagnostischen Fäden der verschiedenen Facharztkonsultationen wieder zusammenfließen, um eine Gesamtschau vornehmen zu können. Die Diagnostik somatoformer Störungen besteht immer aus zwei wichtigen Informationsteilen: der körperlichen Ausschlussdiagnostik und der Diagnostik der seelischen Beeinträchtigung. Deshalb ist es wichtig, dem Hausarzt auch von Ängsten oder Sorgen zu berichten. Scheut sich der Betroffene, diese Punkte von sich selbst anzusprechen, kann er einen Angehörigen um Unterstützung bei diesem Gespräch bitten. Auf der anderen Seite ist es aber wichtig, sich durch Fragen des Hausarztes nach Stimmung, Ängsten oder Belastungen nicht in eine falsche Schublade gesteckt zu fühlen.

> Eine kompetente Diagnostik beinhaltet körperliche und seelische Beschwerden.

Um Behandlungsangebote nutzen zu können, ist es günstig, mit dem Arzt einen Stufenplan auszuarbeiten. Für die erste Behandlungsphase sollten passive, aber auch aktive Behandlungsempfehlungen mit dem Arzt besprochen werden. Passiv wäre eine direkt gegen die Beschwerde gerichtete Maßnahmen, wie z. B. Wärmebehandlungen oder physikalische Anwendungen. Fragen Sie den Arzt jedoch unbedingt auch nach aktiven Möglichkeiten des Aufbautrainings und weiterführenden Informationen zum Beschwerdebild. Sprechen Sie ebenfalls von sich aus an, welcher zeitliche Abstand bei diagnostischen Kontrolluntersuchungen angebracht sei. Wenn diese Vorgehensweise nichts bringt, d. h. trotz angemessener Behandlung durch den Hausarzt keine Besserung erfolgt oder mittlerweile eine schwere berufliche Beeinträchtigung vorliegt, sollte man einen weiteren Experten für das Krankheitsbild hinzuziehen. Das ist bei somatoformen Beschwerden ein Psychotherapeut. Er kann gemeinsam mit Ihnen erarbeiten, wie Sie Ihre somatoformen Beschwerden noch besser bewältigen können und er kann Sie auch kompetent beraten, wenn seelische Folgeerkrankungen hinzugetreten sind.

> Hausarzt und Psychotherapeut sind Ihr Behandlungsteam.

Innerhalb dieses Zeitplans ist die Alarmstufe dann erreicht, wenn sich nach sechs Monaten ambulanter Psychotherapie keine Entlastung einstellt oder eine massive Beeinträchtigung vorliegt. Dies kann sich zum Beispiel in langen Krankschreibungen von über 3 Monaten zeigen, so dass die Berufs- oder Erwerbsfähigkeit des Betroffenen gefährdet ist. Diese Punkte rechtfertigen eine stationäre Psychotherapie in einer entsprechend spezialisierten psychosomatischen Klinik.

3.5 Was kann ich zu meiner Behandlung beitragen?

So ungern es viele Betroffene hören, ein wesentlicher Beitrag zu ihrer Behandlung ist die Bereitschaft, sich auf psychotherapeutische Strategien einzulassen. Vorurteile gegenüber psychologischen Behandlungen verhindern viel zu oft einen erfolgreichen Verlauf. Eine leider häufige Einstellung von Betroffenen ist, „wie soll mir jemand durch reden allein helfen?"

Diesem Argument könnte man sicher vieles entgegensetzten. Tatsächlich aber ist ein „bloßes darüber reden" nicht Ziel des psychologischen Gesprächs. Ziel der psychologischen Gespräche ist, schädliche Verhaltensweisen zu erkennen und daraus neue bzw. hilfreichere Verhaltensweisen abzuleiten. Auch und gerade bei dauerhaften körperlichen Beschwerden sind psychologische Bewältigungsmöglichkeiten von besonderer Bedeutung. Eine Genesung oder Heilung von den Beschwerden kann allerdings auch kein Psychotherapeut versprechen.

Bestehen Bedenken gegen Psychotherapie, gibt es verschiedene Möglichkeiten, diese Vorurteile abzubauen. Eine Möglichkeit ist, sich an eine Selbsthilfegruppe zu wenden und Erfahrungen von Betroffenen mit psychotherapeutischen Behandlungen auszutauschen. Eine andere Möglichkeit ist, zunächst einmal nur wenige psychotherapeutische Sitzungen zu verabreden. In diesen Gesprächen können Sie herausfinden, ob der Therapeut Erfahrung mit Ihrem speziellen Problem hat. Der Psychotherapeut wird im Verlauf des Gesprächs von Ihnen wissen wollen, bei welchen Zielen er Sie unterstützen soll. In diesen ersten Gesprächen geht es nicht darum, ganz persönliche Dinge anzusprechen, sondern mehr um ein gegenseitiges Kennenlernen. Zu Ihrer Vorbereitung können Sie sich Notizen machen oder aber die im Anhang vorhandenen Arbeitsblätter ausgefüllt mitbringen.

Nehmen Sie sich nach dem ersten Gespräch ein paar Tage Zeit und denken Sie über Ihre Eindrücke nach oder besprechen Sie dies mit Angehörigen oder Ihrem Hausarzt. Sollten Sie kein gutes Gefühl bei diesem Therapeuten haben, suchen Sie sich jemand anderen. Schütten Sie nicht das Kind mit dem Bade aus, indem Sie die Erfahrungen mit einem Therapeuten auf alle Psychotherapeuten übertragen. Diese ersten Probe-Therapiestunden werden von Ihrer Krankenkasse bezahlt, auch wenn Sie sich danach gegen den Therapeuten entscheiden.

Psychotherapie hat sich bewährt. Der Erfolg ist wissenschaftlich bewiesen.

3.6 Was kann ich von der Behandlung erwarten?

Zunächst ist es einfacher zu beantworten, was Sie nicht erwarten können: nämlich eine Wunderheilung. Ziele, die durch die Behandlung erreicht werden sollen, sind eine Reduktion der Beschwerden, aber vor allem auch ihrer Folgen. Erfolgreich behandelte Betroffene geben an, dass sie durch die psychotherapeutische Behandlung Lebensqualität und Lebenszufriedenheit gewonnen haben.

Das gemeinsame Ziel der psychotherapeutischen Behandlung besteht darin, Sie und Ihre Angehörige zu unterstützen, wieder aktiv am Leben teilzunehmen. Der erste Teil der Behandlung ist, Sie zu einem Experten in eigener Sache zu machen. Informationen zu Zusammenhängen von Stress, Gedanken und körperlichen Reaktionen, zu Aufmerksamkeitsprozessen und Schonung bringen oft schon eine deutliche Entlastung bei Betroffenen. Betroffene zu informieren, ist übrigens keine spezielle psychotherapeutische Technik für psychisch Kranke, sondern ist auch bei körperlichen Erkrankungen fester Bestandteil einer Therapie. Ein Beispiel sind Schulungen zu Diabetes oder Asthma. Dadurch haben Sie die Chance, als Betroffener kompetent mit Ihren Beschwerden umzugehen. Sie gewinnen nicht nur Überblick, sondern auch Zuversicht.

Besonders in der Behandlung von Krankheitsängsten haben sich Techniken bewährt, die über gedankliche Veränderungen Gefühle steuern. Die Behandlung kann aber weiterführend auch zu einer Unterstützung bei der Klärung von alltäglichen Dingen wie Sorgen, Partnerschaftsproblemen oder beruflichen Fragen werden. Wieweit Sie sich auf solche erweiterten psychotherapeutischen Gespräche einlassen wollen, entscheiden Sie. Wichtig ist für Betroffene und Angehörige anzuerkennen, dass es keine Schande, sondern eine aussichtsreiche Chance ist, sich psychotherapeutische Strategien anzueignen.

3.7 Muss ich vielleicht etwas in meinem Leben ändern?

Eine grundlegende Änderung des Lebensstils ist sicher nicht nötig, vor allen Dingen nicht realistisch. Auch soll nicht der Eindruck entstehen, dass die Beschwerden das Resultat einer falschen Lebensführung sind. Ziel der vorgestellten Bewältigungsstrategien ist es, dass die Beschwerden nicht länger Ihren Alltag beherrschen. Besinnen Sie sich auf Ihre Stärken und Interessen im Leben! Der Alltagstrott allerdings lässt den guten Willen zu mehr Bewegung und zu gezielter Entspannung leider oft wieder einschlafen. Ein häufiger Fehler ist, sich zu viel vorzunehmen. Gerade aber psychologische Therapieziele sind maßgeschneidert und in kleine Schritte untergliedert. Die drei wesentlichen Bewältigungsstrategien,
– Entspannung,
– Überprüfung ihrer Gedanken und Einstellungen,
– Aktivitätenaufbau

sind ebenfalls in Teilschritte untergliedert, so dass langsam, aber kontinuierlich, das Ziel erreicht werden kann.

Zu Ihrer Unterstützung finden Sie dazu im Anhang das Arbeitsblatt 7 (vgl. Seite 62) und das Arbeitsblatt 8 (vgl. Seite 63).

Elkes Beschwerden besserten sich nicht. Die Tage mit Lustlosigkeit, Freudlosigkeit und Schlafstörungen wurden immer mehr. Sie fühlte sich häufiger wertlos und war schnell gereizt. Manchmal hatte sie „regelrechte Heulphasen" und wünschte sich lieber Krebs zu haben als nicht zu wissen, wo die Beschwerden herkommen. Sie dachte daran, dass ihr Leben so keine Freude mehr mache.

Eine stationäre psychosomatische Behandlung wird eingeleitet. Dort werden zunächst die Beschwerden vollständig erhoben, um eine seelische und körperliche Diagnose stellen zu können. Des Weiteren wird die Lebensgeschichte genauer befragt: An den genauen Beginn der seit Jahren bestehenden Beschwerden kann sich Elke nicht erinnern. Sie beobachtet diese jedoch mindestens seit 9 Jahren. Eine Zuspitzung der Beschwerden sei mit dem Bekanntwerden der Schließung ihrer Poststelle aufgetreten. Psychotherapie habe sie bislang abgelehnt, da sie ja nur auf Grund der körperlichen Beschwerden so verzweifelt sei. Mehrere medikamentöse Behandlungen hätten eigentlich nie wirklich geholfen.

In der Diagnostikphase muss Elke weiterhin viele Diagnostik-Fragebögen ausfüllen, was sie zunächst zwar wegen der Beschwerden der rechten Hand belastet, aber sie möchte „alles tun", um ihre Therapie erfolgreich zu gestalten. Überraschenderweise stellt sie fest, dass sie noch mehr Beschwerden angeben kann, für die Ärzte keine ausreichende Erklärung gefunden haben. Insgesamt sind es 18. Außerdem gibt sie an, durch die Beschwerden stark beeinträchtigt zu sein, unter den Beschwerden seit mehr als zwei Jahren zu leiden und Angst zu haben, eine schwere Krankheit zu haben.

Der Stationsarzt bespricht mit ihr ausführlich die mitgebrachten Befunde. Es finden sich keine nachweisbaren organischen krankhaften Veränderungen. Für Elke wird ein Therapieplan zusammengestellt, der Einzel- und Gruppentherapien beinhaltet, Sport- und Bewegungstherapie, Biofeedback sowie Entspannungstherapien.

Ziel der stationären Therapie soll sein, dass Elke lernt, mit den körperlichen und seelischen Beschwerden zu leben und dass sie unterstützt wird, wie sie Stress und alltägliche Konflikte besser bewältigen kann.

Zunächst ist Elke skeptisch, wie ihr Gespräche helfen können. Dann aber erfährt sie doch eine Entlastung durch die Gespräche. Sie erkennt, dass die Therapeutin sie ernst nimmt und mit ihr nicht nach „Leichen im Keller sucht", sondern erst mal ganz sachlich individuelle Faktoren für Verschlimmerungsphasen sucht. Dabei stellt Elke fest, dass es gar nicht so einfach ist, über Gefühle und Sorgen zu sprechen. Zu ihrer Unterstützung bringt die Therapeutin Arbeitsblätter mit, die Elke nach der gemeinsamen Bearbeitung behalten darf. Am meisten ist Elke von der Arbeit im Biofeedback begeistert. Hier erfährt sie am eigenen Leibe, wie sich ihre Gedanken und Sorgen auf ihren Körper auswirken. Insgesamt bringt die Therapie, auch durch die Gruppengespräche, immer mehr „Aha-Erlebnisse" für Elke.

Elke setzt ihre Erkenntnisse aus Entspannung, neu gewonnener Aktivität und netter Ablenkung um. Kurz vor Abschluss der Behandlung aber kommt Elke in die Therapie und äußerte die Besorgnis, „doch unter einem Hirntumor" zu leiden, da sie seit einigen Tagen unter einer Taubheit des linken Armes leide und sie sich von den Therapien abmelden möchte, da sie sich nicht wohl fühle. Elke gelingt es durch den Zuspruch der Therapeutin erstmals bei solchen Zuständen, keinen Arzt aufzusuchen und die erworbenen Strategien anzuwenden. Tatsächlich beobachtet sie eine Besserung des Taubheitsgefühls. Mithilfe des Befindlichkeitstagebuchs kann sie auch persönliche Zusammenhänge von der kurzen Verschlechterung sehen.

3.8 Rückfallprophylaxe

Somatoforme Beschwerden zählen zu den Krankheiten, die als langwierig bzw. chronisch gelten. Beschwerdefreie Phasen sind unwahrscheinlicher als ein Leben mit den Beschwerden. Bewältigungsstrategien sind abhängig von der Tagesform des Betroffenen, von äußeren Ereignissen und Erlebnissen. Die körperliche Stressreaktion kann die Beschwerden sich aufschaukeln lassen oder verschlimmern. Das bedeutet aber auch, dass ein Rückfall nicht immer zu vermeiden ist. Es gibt nicht die perfekte Strategien, um mit den Beschwerden abzuschließen. Realistisches Ziel ist, sich aus den Tiefs wieder aufzuraffen. Suchen Sie im Geiste die Schwachstelle auf, die zu einem Tief geführt hat oder überprüfen Sie Ihr Befindlichkeitstagebuch (vgl. Kapitel 3.9) auf entsprechende Hinweise!

3.9 Befindlichkeitstagebuch

Eine wichtige Hilfe im Umgang mit Ihren Beschwerden kann das Führen eines Befindlichkeitstagebuchs sein. Fragen Sie Ihren Arzt oder Psychotherapeuten nach entsprechenden Unterlagen.

Sie können auch das Befindlichkeitstagebuch in Arbeitsblatt 9 (vgl. Anhang, Seite 65) für Ihre Aufzeichnungen nutzen.

Das Befindlichkeitstagebuch soll Ihnen und Ihrem Arzt/Therapeuten bei der Beurteilung von Schweregrad und zeitlichen Schwankungen Ihrer Beschwerden behilflich sein. Sie selbst können sich dadurch einen besseren Überblick verschaffen und dieses auch selbst auswerten. So können Sie über zwei Wochen für sich selbst überprüfen, ob sich Ihre Beschwerden nach einer Anwendung der vorgestellten Strategien verbessern. Vielleicht finden Sie auch ganz andere Einflussfaktoren Ihrer Beschwerden heraus.

Die Anwendung ist ganz einfach. Nehmen Sie eine Einschätzung Ihrer Beschwerden vor und markieren Sie dies mit einem Kreuzchen. Entscheiden Sie spontan und überlegen Sie nicht erst, welcher Wert für Sie wünschenswert sein könnte. Bilden Sie dann einen Summenwert der Einzelpunkte. So können Sie täglich die Punkte vergleichen.

Anhang

Literaturempfehlungen

Rief, W. (1995). *Multiple somatoforme Symptome und Hypochondrie.*
Bern: Huber.

Rief, W. & Hiller, W. (1992). *Somatoforme Störungen.* Bern: Huber.

Rief, W. & Hiller, W. (1998). *Somatisierungsstörung und Hypochondrie.*
Göttingen: Hogrefe.

Arbeitsblätter

In den letzten 6 Monaten konnte mein Arzt keinen hinreichenden körperlichen Befund für folgende Beschwerden finden:

Körperstelle   **Stärke**

                                              gar nicht   sehr stark

1. Kopf- oder Gesichtsschmerzen | 0 | 1 | 2 | 3 | 4 |

2. Schmerzen im Bauch oder in der Magengegend | 0 | 1 | 2 | 3 | 4 |

3. Rückenschmerzen | 0 | 1 | 2 | 3 | 4 |

4. Gelenkschmerzen | 0 | 1 | 2 | 3 | 4 |

5. Schmerzen in Armen oder Beinen | 0 | 1 | 2 | 3 | 4 |

6. Brustschmerzen | 0 | 1 | 2 | 3 | 4 |

7. Schmerzen im Enddarm | 0 | 1 | 2 | 3 | 4 |

8. Schmerzen beim Geschlechtsverkehr | 0 | 1 | 2 | 3 | 4 |

9. Schmerzen beim Wasserlassen | 0 | 1 | 2 | 3 | 4 |

10. Übelkeit | 0 | 1 | 2 | 3 | 4 |

11. Völlegefühl (sich aufgebläht fühlen) | 0 | 1 | 2 | 3 | 4 |

12. Druckgefühl, Kribbeln oder Unruhe im Bauch | 0 | 1 | 2 | 3 | 4 |

13. Erbrechen (außerhalb einer Schwangerschaft)

| 0 | 1 | 2 | 3 | 4 |

14. Vermehrtes Aufstoßen (in der Speiseröhre)

| 0 | 1 | 2 | 3 | 4 |

15. „Luftschlucken", Schluckauf oder Brennen im Brust- oder Magenbereich

| 0 | 1 | 2 | 3 | 4 |

16. Unverträglichkeit von verschiedenen Speisen

| 0 | 1 | 2 | 3 | 4 |

17. Appetitverlust

| 0 | 1 | 2 | 3 | 4 |

18. Schlechter Geschmack im Mund oder stark belegte Zunge

| 0 | 1 | 2 | 3 | 4 |

19. Mundtrockenheit

| 0 | 1 | 2 | 3 | 4 |

20. Häufiger Durchfall

| 0 | 1 | 2 | 3 | 4 |

21. Flüssigkeitsaustritt aus dem Darm

| 0 | 1 | 2 | 3 | 4 |

22. Häufiges Wasserlassen

| 0 | 1 | 2 | 3 | 4 |

23. Häufiger Stuhldrang

| 0 | 1 | 2 | 3 | 4 |

24. Herzrasen oder Herzstolpern

| 0 | 1 | 2 | 3 | 4 |

25. Druckgefühl in der Herzgegend

| 0 | 1 | 2 | 3 | 4 |

26. Schweißausbrüche (heiß oder kalt)

| 0 | 1 | 2 | 3 | 4 |

27. Hitzewallungen oder Erröten   0 | 1 | 2 | 3 | 4

28. Atemnot (außer bei Anstrengung)   0 | 1 | 2 | 3 | 4

29. Übermäßig schnelles Ein- und Ausatmen   0 | 1 | 2 | 3 | 4

30. Außergewöhnliche Müdigkeit bei leichter Anstrengung   0 | 1 | 2 | 3 | 4

31. Flecken oder Farbänderungen der Haut   0 | 1 | 2 | 3 | 4

32. Sexuelle Gleichgültigkeit   0 | 1 | 2 | 3 | 4

33. Unangenehme Empfindungen im oder am Genitalbereich   0 | 1 | 2 | 3 | 4

34. Koordinations- oder Gleichgewichtsstörungen   0 | 1 | 2 | 3 | 4

35. Lähmung oder Muskelschwäche   0 | 1 | 2 | 3 | 4

36. Schwierigkeiten beim Schlucken oder Kloßgefühl   0 | 1 | 2 | 3 | 4

37. Flüsterstimme oder Stimmverlust   0 | 1 | 2 | 3 | 4

38. Harnverhaltung oder Schwierigkeiten beim Wasserlassen   0 | 1 | 2 | 3 | 4

39. Sinnestäuschungen   0 | 1 | 2 | 3 | 4

40. Verlust von Berührungs- oder Schmerz-
empfindungen

| 0 | 1 | 2 | 3 | 4 |

41. Unangenehme Kribbelempfindungen

| 0 | 1 | 2 | 3 | 4 |

42. Sehen von Doppelbildern

| 0 | 1 | 2 | 3 | 4 |

43. Blindheit

| 0 | 1 | 2 | 3 | 4 |

44. Verlust des Hörvermögens

| 0 | 1 | 2 | 3 | 4 |

45. Krampfanfälle

| 0 | 1 | 2 | 3 | 4 |

46. Gedächtnisverlust

| 0 | 1 | 2 | 3 | 4 |

47. Bewusstlosigkeit

| 0 | 1 | 2 | 3 | 4 |

Für Frauen:

48. Schmerzhafte Regelblutungen

| 0 | 1 | 2 | 3 | 4 |

49. Unregelmäßige Regelblutungen

| 0 | 1 | 2 | 3 | 4 |

50. Übermäßige Regelblutungen

| 0 | 1 | 2 | 3 | 4 |

51. Erbrechen während der gesamten
Schwangerschaft

| 0 | 1 | 2 | 3 | 4 |

52. Ungewöhnlicher oder verstärkter Ausfluss
aus der Scheide

| 0 | 1 | 2 | 3 | 4 |

Für Männer:

53. Impotenz oder Störungen des Samenergusses | 0 | 1 | 2 | 3 | 4 |

54. Wie oft waren Sie wegen der genannten Beschwerden beim Arzt?

| keinmal | 1 bis 2 x | 3 bis 6 x | 6 bis 12 x | mehr als 12 x |

55. Wenn der Arzt Ihnen sagte, dass für Ihre Beschwerden keine Ursachen zu finden seien, konnten Sie dies akzeptieren? | ja | nein |

56. Haben die genannten Beschwerden Ihr Wohlbefinden sehr stark beeinträchtigt? | ja | nein |

57. Haben die genannten Beschwerden Ihr Alltagsleben (z. B. Familie, Arbeit, Freizeitaktivitäten) stark beeinträchtigt? | ja | nein |

Auswertung

Fragen 1 bis 53: Anzahl der Beschwerden
(Wie viele Beschwerden haben Sie angekreuzt?)

Stärke der Beschwerden
(Welche Zahl der Skala trat bei den angegebenen Beschwerden am häufigsten auf?)

Beeinträchtigung durch die Beschwerden und ihre Stärke

Frage 55: Fehlende Akzeptanz

Trifft einer oder mehrere dieser Punkte zu, suchen Sie das Gespräch mit Ihrem Arzt.

Arbeitsblatt: Erklärungen für körperliche Beschwerden

2

Tragen Sie auf diesem Arbeitsblatt in jedes Feld der linken Spalte ein körperliches Symptom ein, das häufiger bei Ihnen auftritt. Suchen Sie anschließend in der rechten Spalte möglichst viele Erklärungen für diese körperliche Missempfindung. Schreiben Sie alle Erklärungen auf, *auch wenn Sie den Eindruck haben, dass diese nicht auf Sie persönlich zutreffen.* Ziel ist es, die eigene Sichtweise um möglichst viele zusätzliche Möglichkeiten zu erweitern.

1. Symptom	Mögliche Erklärung
Kopfschmerzen	1. Kater nach Alkohol 2. Halswirbelsäulenbeschwerden 3. Migräne 4. Nackenverspannung 5. Tumor 6. Sorgen, Grübeln 7. Brillenstärke 8. Bildschirmarbeit 9. Wetterumschwung 10. Unterzucker
2. Symptom	**Mögliche Erklärung**
3. Symptom	**Mögliche Erklärung**
4. Symptom	**Mögliche Erklärung**

57

Arbeitsblatt: Umgang mit Stress   3

Bei Stress gehen mir oft folgende Gedanken durch den Kopf:

1. _____
2. _____
3. _____
4. _____
5. _____
6. _____

Wenn ich unter Stress stehe, habe ich folgende körperliche Beschwerden:

1. _____
2. _____
3. _____
4. _____
5. _____
6. _____

Um mit Stress umzugehen, hilft mir meistens:

1. _____
2. _____
3. _____
4. _____
5. _____
6. _____

A = Auslösende Situation, z. B. wann Beschwerden auftreten.

B = Wie bewerte ich die Beschwerden aus meiner Erfahrung und der Erwartung über den weiteren Verlauf?

Gäbe es eine hilfreichere Bewertung der Beschwerden?

C = Welches Gefühl resultiert aus meiner Bewertung? Welche körperliche Reaktion spüre ich?

Welches Gefühl würde aus der hilfreicheren Bewertung resultieren?

Vergessen Sie nicht, auch unsere Gedanken sind Gewohnheiten. Und um Gewohnheiten zu ändern, brauchen wir Geduld.

Eine Erinnerungshilfe im Alltag:

- Gedanken beeinflussen körperliche Reaktionen, Gefühle und Verhaltensweisen!

- Es gibt automatische Gedanken!

- Wir können automatisch ablaufende Gedanken erkennen!

- Wir können unsere automatischen Gedanken und Bewertungen beeinflussen!

- Je mehr Gedanken und Bewertungen wir in einer Situation zur Verfügung haben, desto stärker sind wir!

Krankheit bedeutet für mich ...	Hilfreiche Sichtweisen ...
☐ Ich bin schwach und leide mehr als andere.	☐ Ich achte auf meinen Körper und respektiere meine Grenzen.
☐ Ich fühle mich ständig eingeschränkt.	☐ Auch wenn ich Beschwerden habe, kann ich ... machen.
☐ Ich bin nicht mehr so leistungsfähig.	☐ Ich leiste meine Arbeit so gut ich kann.
☐ Ich bin wertlos.	☐ Ich bin mir meiner gesunden Anteile bewusst.
☐ Ich bin hilflos.	☐ Ich suche aktiv nach Lösungen.
☐ Meine Beschwerden werden immer nur schlimmer.	☐ Es wird wieder bergauf gehen.
☐ Meine Beschwerden bringen mich zur Verzweiflung.	☐ Ich werde besser für mich sorgen, wenn ich Beschwerden habe.
☐ Ich ergebe mich dem Schicksal meiner Krankheit.	☐ Ich kann auf meine Beschwerden positiv einwirken.
☐ Den Tag schaffe ich nicht mehr.	☐ Schritt für Schritt komme ich voran.

Für mich persönlich bedeuten meine Beschwerden ...	
•	•
•	•
•	•

Was glauben Sie, mit welcher Möglichkeit Sie beginnen möchten, bzw. welche Ihrer Bewältigungsstrategien Sie ausbauen möchten?

Bitte nehmen Sie nach Ihren Vorstellungen eine persönliche Reihenfolge vor:

☐ Entspannung

☐ Gedanken ändern

☐ Aktivität aufbauen

Ich habe mich für _____ entschieden.

In den nächsten vierzehn Tagen will ich _____
_____ (was/wie lange) als meine Bewältigungsstrategie im Umgang mit körperlichen Beschwerden anwenden.

Vergessen Sie nicht, sich zu loben, wenn Sie Ihren Plan eingehalten haben!

Danke für Ihre Mitarbeit.

Ich plane, meine körperliche Leistungsfähigkeit in den nächsten Tagen durch folgende Aktivitäten langsam und kontinuierlich zu steigern:

_____

_____

_____

_____

Beispiel: Ich versuche alle 3 Tage die Dauer meines Trainings um 5 Minuten zu erhöhen.

Tag	Tätigkeit	Dauer	Partner		Spaß		Verschlechterung einkalkuliert?	
			ja	nein	ja	nein	ja	nein
1	Walking	30 min	X		X			X
2	Walking	30 min	X			X	X	
3	Walking	30 min	X		X		X	
4	Walking	35 min	X		X		X	
5	Walking	35 min	X		X		X	
6	Walking	35 min		X	X		X	
7	Walking	40 min	X		X		X	
8	...							
9	...							

Hier ist Platz für Ihr eigenes Trainingsprogramm

Tag	Tätig-keit	Dauer	Partner		Spaß		Verschlech-terung einkalkuliert?	
			ja	nein	ja	nein	ja	nein
1								
2								
3								
4								
5								
6								
7								
8								
9								
10								
11								
12								
13								
14								
15								
16								

Arbeitsblatt: Mein Befindlichkeitstagebuch **9**

1. Heute litt ich unter körperlichen Beschwerden oder Symptomen:

keinerlei
Beschwerden | 1 | 2 | 3 | 4 | 5 | 6 | 7 | 8 | 9 | 10 | starke
Beschwerden

2. Diese körperlichen Beschwerden traten heute bei mir auf:

1. _____

2. _____

3. _____

4. _____

5. _____

6. _____

7. _____

8. _____

9. _____

10. _____

3. Wie war meine Stimmung heute?

gut,
zuversichtlich | 1 | 2 | 3 | 4 | 5 | 6 | 7 | 8 | 9 | 10 | sehr schlecht,
hoffnungslos

4. Hatte ich heute Angst oder Panikgefühle?

ruhig und
gelassen | 1 | 2 | 3 | 4 | 5 | 6 | 7 | 8 | 9 | 10 | sehr ängstlich,
panisch

5. Wie gesund habe ich mich heute gefühlt?

gesund und
leistungsfähig | 1 | 2 | 3 | 4 | 5 | 6 | 7 | 8 | 9 | 10 | krank und schwach

6. Wie stark war ich durch meine Beschwerden beeinträchtigt?

nicht beeinträchtigt | 1 | 2 | 3 | 4 | 5 | 6 | 7 | 8 | 9 | 10 | stark beeinträchtigt

7. Wie gut konnte ich mein Wohlbefinden heute beeinflussen?

sehr gut | 1 | 2 | 3 | 4 | 5 | 6 | 7 | 8 | 9 | 10 | überhaupt nicht

8. Welche Bewältigungsstrategien habe ich heute eingesetzt?

☐ Entspannung
☐ Hilfreiche Gedanken
☐ Ablenken
☐ Bewegung

9. Welche Aktivitäten konnte ich heute durchführen (trotz evtl. bestehender Beschwerden)?

1. _____

2. _____

3. _____

4. _____

5. _____

6. _____

7. _____

8. _____

9. _____

10. _____

10. Was war vorausgegangen, als sich heute meine Beschwerden verbesserten oder verschlechterten?

Als sich meine Beschwerden verbesserten, war Folgendes vorausgegangen:

1. _____

2. _____

3. _____

4. _____

5. _____

Als sich meine Beschwerden verschlechterten, war Folgendes vorausgegangen:

1. _____

2. _____

3. _____

4. _____

5. _____

11. Wie habe ich darauf reagiert, als sich heute meine Beschwerden verschlechterten?

1. _____

2. _____

3. _____

4. _____

5. _____

6. _____

12. Welche angenehmen Aktivitäten könnte ich mir für morgen vornehmen?

    1. _____

    2. _____

    3. _____

    4. _____

    5. _____

Punktzahl des heutigen Tages: _____

8–13 hervorragend	14–27 gut	28–40 ausreichend	41–54 eingeschränkt	55–67 schlecht	68–80 sehr schlecht

Bitte tragen Sie auf diesem Bogen in die dafür vorgesehenen Felder Ihre Tagebucheintragungen für diese Woche zu den folgenden Fragen ein:

Ein Beispiel

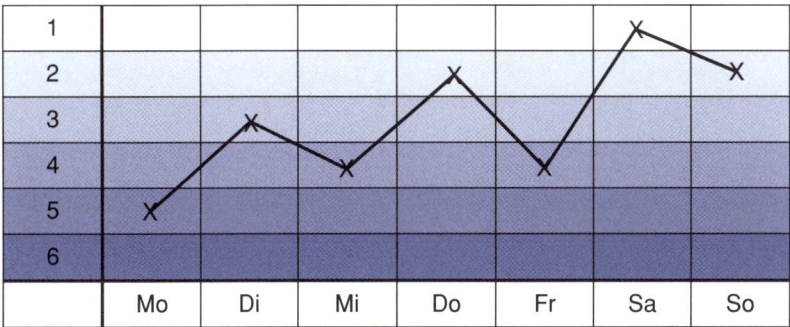

	Mo	Di	Mi	Do	Fr	Sa	So
1							
2							
3							
4							
5							
6							

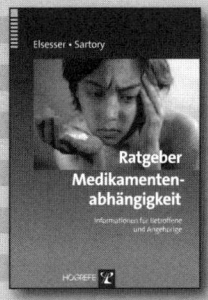
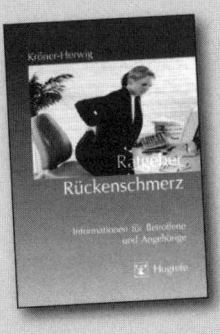
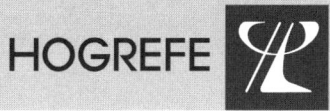

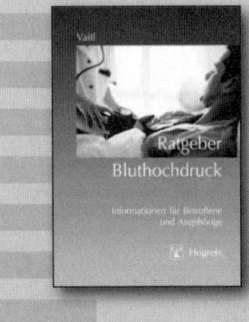
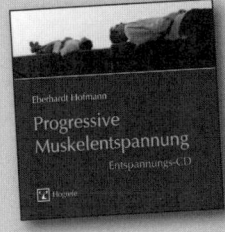
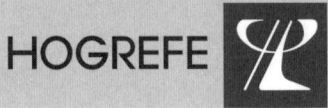